Alimentation et inflammation

Catalogage avant publication de Bibliothèque et Archives nationales du Québec et Bibliothèque et Archives Canada

Lalancette, Marie-France, 1969-

Alimentation et inflammation : conseils et parcours d'une nutritionniste arthritique

ISBN 978-2-89436-928-9 (couverture souple)

1. Inflammation (Pathologie) - Diétothérapie. 2. Maladies chroniques - Aspect nutritionnel. 3. Douleur - Traitement. I. Titre.

RB131.L36 2017 616'.0473 C2017-940307-9

Avec la participation financière du gouvernement du Canada. | Canadä

Nous remercions la Société de développement des entreprises culturelles du Québec (SODEC) pour son appui à notre programme de publication.

Gouvernement du Québec – Programme de crédit d'impôt pour l'édition de livres – Gestion SODEC.

Infographie de la couverture : Marjorie Patry
Mise en pages : Josée Larrivée
Révision linguistique : Amélie Lapierre
Correction d'épreuves : Michèle Blais

Éditeur : Les Éditions Le Dauphin Blanc inc.
Complexe Lebourgneuf, bureau 125
825, boulevard Lebourgneuf
Québec (Québec) G2J 0B9 CANADA
Tél. : 418 845-4045 Téléc. : 418 845-1933
Courriel : info@dauphinblanc.com
Site web : www.dauphinblanc.com

ISBN version papier : 978-2-89436-928-9
ISBN version numérique epdf : 978-2-89436-929-6
ISBN version numérique epub : 978-2-89436-930-2

Dépôt légal : 2e trimestre 2017
Bibliothèque nationale du Québec
Bibliothèque et Archives Canada
Données de catalogage disponibles auprès de Bibliothèque et Archives nationales du Québec.

Imprimé au Canada

Limites de responsabilité

L'auteure et la maison d'édition ne revendiquent ni ne garantissent l'exactitude, le caractère applicable et approprié ou l'exhaustivité du contenu de ce programme. Elles déclinent toute responsabilité, expresse ou implicite, quelle qu'elle soit.

Marie-France Lalancette Dt. P.

Alimentation et inflammation

Conseils et parcours d'une nutritionniste arthritique

Le Dauphin Blanc

À mon oncle Jean-Guy,
qui n'a pas eu la même chance que moi,
car seule la mort a pu éteindre son brasier.

TABLE DES MATIÈRES

INTRODUCTION

« Si vous pensez que l'on ne peut pas changer le monde, cela signifie seulement que vous n'êtes pas l'un de ceux qui le fera. »

– Jacque Fresco

La douleur change une vie. L'espoir qu'une personne fonde sur son alimentation comme moyen de s'en sortir est parfois le seul espoir qu'il lui reste. Il faut donc traiter de la question de l'alimentation anti-inflammatoire avec un immense respect pour tous ceux qui cherchent à atténuer leur douleur par quelque moyen que ce soit. Que ces moyens soient farfelus ou fondés n'a pas d'importance, car avant d'aller dans la bonne direction, il faut se lever. L'alimentation est bien souvent, quand on est malade, le seul aspect restant que l'on peut contrôler. Devant l'impuissance quant à la maladie, il n'est pas étonnant que tant de gens se tournent vers des changements alimentaires avant toute autre chose. Et dans tous les cas, c'est la manifestation d'une résilience à exploiter. Le malade s'est mis debout. Il faut maintenant choisir une direction. C'est mon rôle de nutritionniste de lui montrer non pas la voie, mais les voies possibles. Chacun doit emboîter le pas dans la direction qui lui semble la plus facile au début, parfois, même si cela signifie de retourner sur ses pas pour reprendre la bonne voie.

Les professionnels de la santé ont tendance à aimer dicter des lignes directrices claires. Mais, la santé n'est jamais noire ou blanche. Elle est multicolore! Et, l'inflammation est multifactorielle, puis, comme un arc-en-ciel, il faut un ensemble de conditions bien précises pour la provoquer. L'alimentation n'est pas le seul élément en cause, mais c'est certainement un facteur non négligeable.

On commence à peine à croire au rôle des aliments dans l'inflammation, et cela m'étonnera toujours. Non pas parce que je ne comprends pas les raisons de ce silence, car nous savons tous très bien à qui ou plutôt à quoi ce tabou a bien pu profiter durant des siècles. Mais, cela n'a pas de sens pour moi que le rôle de ce que nous introduisons dans notre corps jour après jour comme cause possible de symptômes puisse être aussi banalisé.

La plupart des médicaments prescrits pour l'arthrite sont avalés, digérés et absorbés par la paroi intestinale. Personne ne remet en question leur effet anti-inflammatoire. Les aliments aussi sont avalés, digérés et absorbés par la paroi intestinale, mais ne sont pas d'emblée reconnus comme un facteur important.

Je me suis toujours demandé pourquoi j'étais devenue nutritionniste. Une série de hasards m'a amenée à faire ce choix, qui était loin d'être prémédité. Déçue de mon premier choix de carrière en tant qu'enseignante de biologie, je cherchais une discipline qui marierait bien l'éducation populaire et la santé afin de ne pas perdre mes acquis. Mon choix ne fut que rationnel, nullement ressenti. Je ne le regrette pas pour autant, car aujourd'hui je considère que c'est ce qui m'a sauvé la vie. Si je n'avais pas été nutritionniste, j'aurais cédé sous l'influence de mon médecin quand elle m'affirmait que mon problème était dans ma tête et non pas dans mon assiette. Je n'aurais jamais pu remettre les morceaux de casse-tête aux bons endroits. Ainsi, je suis bien dans mon corps aujourd'hui parce qu'un jour j'ai osé émettre l'hypothèse que mon alimentation puisse être en cause, bien avant que le sujet devienne aussi populaire (et servi à toutes les sauces) qu'aujourd'hui. J'ai envers et contre tous appliqué systématiquement et objectivement mes notions de biologie et mon esprit critique à ma propre situation.

Au cours de ce livre, je décris les étapes qui furent, pour moi, salvatrices et en quoi l'alimentation a joué un rôle. Je ne suggère nullement que mon cas est universel. Mais, il serait bien prétentieux de ma part de penser que je suis la seule à vivre cette situation. Je suis loin d'être aussi narcissique! Et, à partir du moment où nous savons que nous ne sommes pas seuls dans notre situation et que notre connaissance nous a amenés à améliorer notre sort, il devient bien difficile de garder le silence, surtout quand nous avons les compétences pour bien nous documenter et donner du sens à tout cela. Avec la rémission dont je profite vient une obligation, ou du moins une responsabilité, que j'ai assumée courageusement avec le temps.

Écrire sur l'inflammation est loin d'être simple, et c'est le sujet le plus controversé que je n'aie jamais eu à traiter. La nutrition est un sujet complexe nécessitant des connaissances rattachées à plusieurs domaines, comme la biochimie, l'anatomie et la psychologie (une bonne dose) des individus et des populations. Mais, quand on rentre à fond dans un sujet tel que l'inflammation, c'est comme ouvrir une boîte de Pandore. Il faut mettre son nez partout, aller explorer toutes les branches de la médecine, maîtriser l'immunologie et retourner dans le temps avec l'aide de l'anthropologie et de la génétique. L'inflammation intéresse tout autant les immunologues que les rhumatologues et les gastroentérologues. Les revues scientifiques en psychiatrie, en pédiatrie, en cardiologie abondent en articles traitant de ce sujet. Chaque domaine de la science apporte son propre éclairage, un peu comme si chacun avait quelques morceaux du casse-tête, mais ne savait pas encore où s'installer pour le commencer. D'ailleurs, chaque spécialité a sa « vision » des causes de l'inflammation et il aurait donc été possible d'écrire ce livre des dizaines de fois sous des angles complètement différents. Pour rédiger un tel ouvrage, il faut jouer en quelque sorte le rôle d'agent de liaison entre les diverses spécialités, qui malheureusement ne se parlent pas beaucoup! J'étais bien placée pour le faire. J'ai eu envie d'aller au fond des choses tant par intérêt professionnel que pour ma propre qualité de vie. Tout au long de cet ouvrage, vous ferez donc connaissance, non seulement avec la nutritionniste, mais la biologiste et l'arthritique aussi. J'ai tenté de scinder ces trois parties de moi pour écrire un livre, je n'en ai pas été capable. Alors, je vous ai fourni la totale, en espérant que vous y puiserez de l'information qui aura une influence positive sur votre bien-être.

Les nutritionnistes ont de nombreuses raisons de ne pas dire que l'alimentation a changé leur vie. Et, contrairement à ce que l'on pourrait croire, ce n'est pas le public qui leur fait le plus peur. C'est plutôt le jugement de la communauté médicale et professionnelle tout entière. A priori, il n'apparaît pas très « éthique » de témoigner de son propre vécu quand on est un professionnel de la santé. Les témoignages sont vus comme des créations opportunistes pour vendre des produits et sont associés au charlatanisme. Il y a donc une ambivalence et une hésitation certaine qui surgissent et qui nous empêchent de partager notre réalité, aussi véridique soit-elle. Cette peur que l'on ne vous croie pas doit être surmontée. Mais, après vingt années de carrière, on n'a plus grand-chose à prouver. Et après avoir réussi à surmonter un adversaire aussi tenace que l'arthrite, on se promet de profiter de chaque minute pour faire de son passage sur terre un élément positif qui aura au moins aidé quelques personnes. Cela ne se fait pas sans créer de remous, surtout quand les sujets sont controversés. Ce ne sera pas la première ni la dernière fois que je me mouillerai. Mais, cette fois-ci, c'est comme si je sautais à l'eau pour sauver quelqu'un de la noyade. C'est avec mon cœur que je plonge!

Malheureusement, quand on pense à la diète anti-inflammatoire, on a trop tendance à croire que plus on évite d'aliments, mieux c'est. Pas de gluten, pas d'aliments cuits, encore moins de friture, pas de produits laitiers, etc. Avec la diète anti-inflammatoire stricte des premiers « défendeurs » de cette approche, par exemple le Dr Seignalet, il est facile de tout tolérer, car il ne reste plus rien. L'approche s'est heureusement adoucie avec les décennies.

Je suis convaincue que nous devons une fière chandelle à ceux qui se sont mouillés en nous parlant d'inflammation, comme le Dr Alessio Fasano, qui travaille depuis très longtemps à comprendre l'inflammation, et Jacqueline Lagacé, qui tous deux nous ont mis sur la piste. Mais, en tant que nutritionniste, je déplore plutôt ce que les gens en comprennent quand des livres prônant des règles strictes d'exclusion alimentaire sont publiés et que ces règles semblent s'appliquer à toute la population. La plupart des gens ne comprennent pas la moitié de ce qu'ils lisent quand un livre se concentre sur toutes les études scientifiques justifiant un danger alimentaire potentiel. Tout ce qu'ils en retirent, c'est que manger est de plus en plus dangereux. L'enfer est pavé de bonnes intentions, dit-on. Cela satisfait manifestement les désirs de l'industrie qui se nourrit de cette paranoïa pour sortir de nouveaux produits. Les livres ont un certain fondement de vérité, mais le tout devient amplifié par les médias et crée un engouement, une nouvelle mode, et c'est à ce moment que les nutritionnistes se retrouvent à ramasser les pots cassés. Des gens développent des obsessions et ne savent plus quoi manger. C'est une orthorexie* collective à laquelle nous assistons actuellement, et je me suis promis de ne pas faire un livre qui y contribuerait en aucune façon. Personne ne veut manger de poison. Si la population a l'impression que des poisons se cachent dans nos aliments, elle devient vulnérable aux arnaques. Les prises de conscience que visent les professionnels de la santé lorsqu'ils émettent des recommandations n'atteignent pas toujours la bonne cible!

Il est donc fort possible que ce livre bouscule vos valeurs ou vos croyances. Mais, je vous prie de choisir ce qui vous convient et de laisser le reste. Si, par ce livre, je réussis à aider seulement une personne qui s'avère vivre ce que j'ai vécu et pour qui les avenues de solutions que je décris seront utiles, cela en aura valu la chandelle. Il était donc, sur le plan éthique et moral, impossible pour moi de ne pas écrire ce livre, car tant sur le plan individuel que professionnel, je considère qu'il est de mon rôle de transmettre mon savoir au mieux de mes capacités lorsque je sais que ce savoir peut empêcher

* Orthorexie : Souci obsessif d'une saine alimentation. Source : *Antidote*.

quelqu'un de souffrir. Aider le plus grand nombre de personnes possible à profiter des bienfaits de changements alimentaires adaptés, individualisés, voilà le rôle des nutritionnistes. Dans mon cas, l'arthrite qui fait partie de mon vécu, la spondylarthrite ankylosante, m'a permis, je crois, de devenir une meilleure nutritionniste, plus empathique et plus ouverte d'esprit. Je ne connaissais pas du tout cette maladie quand on m'a remis le diagnostic et je n'étais pas au courant que c'était le type d'arthrite le plus susceptible d'être amélioré par l'alimentation. Si, moi-même, nutritionniste de vingt années d'expérience, je ne le savais même pas, comment le patient qui ne possède pas de formation en ce domaine pourrait-il s'en douter? C'est donc pour tous ces patients qui attendent patiemment ou impatiemment que quelqu'un leur lance une corde pour les sortir du fond du baril, comme moi, il n'y a pas si longtemps, que j'écris ce livre. Je leur dédie chacune de ces lignes.

Qu'est-ce que la spondylarthrite ankylosante?

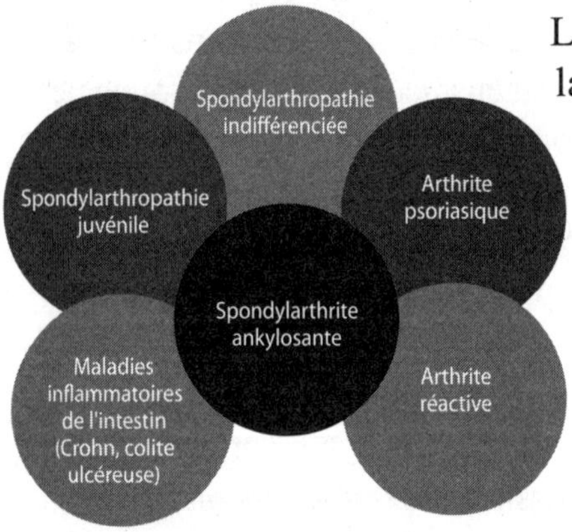

Les maladies de cette famille au profil génétique similaire partagent des manifestations communes, dont les douleurs articulaires font partie. Sans appartenir à cette même famille, on sait que la maladie coeliaque et la sensibilité non cœliaque au gluten amènent souvent des douleurs articulaires et que la spondylarthrite ankylosante est une condition associée fréquente. Il existe donc un lien intime entre l'inflammation de l'intestin et les douleurs articulaires.

La spondylarthrite ankylosante, en langage de médecin, fait partie de la famille des désordres inflammatoires immunologiques, tout comme l'arthrite psoriasique, la spondylarthrite juvénile et l'uvéite aiguë (un désordre oculaire). Il existe aussi des variantes appelées les « spondylarthrites indifférenciées », que l'on classifie d'axiales ou de périphériques, selon qu'elles affectent la colonne vertébrale ou les autres parties du corps. Il y a quand même une ressemblance considérable entre la spondylarthrite ankylosante et les maladies inflammatoires de l'intestin, car ces deux conditions partagent un haut niveau de prédisposition génétique. On croit donc que des altérations de la flore intestinale pourraient être un facteur commun à ces deux conditions.

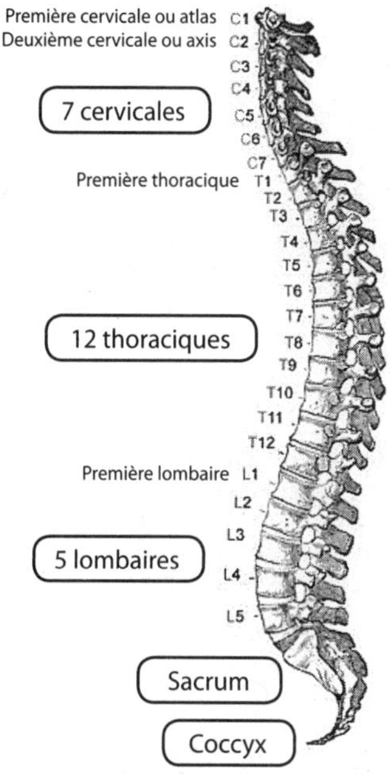

http://a133.idata.over-blog.com/236x500/ 1

La spondylarthrite ankylosante fait partie de la famille des spondylarthropathies dans laquelle on retrouve une similarité des gènes impliqués, plus particulièrement les HLA. L'inflammation se concentre sur des organes différents, mais produit quand même des manifestations qui comportent plusieurs points en commun. Le tissu spongieux est cette partie de notre articulation qui n'est ni du cartilage ni de l'os. C'est la partie juste en dessous du cartilage, c'est de l'os plus flexible. Et les vertèbres en sont bourrées. C'est pourquoi on se réfère souvent à la spondylarthrite ankylosante comme l'arthrite de la colonne. Toutes les vertèbres contiennent du tissu spongieux. C'est au niveau des sacro-iliaques, dans la partie inférieure de la colonne, que l'inflammation, visible seulement à la résonance magnétique, permet de confirmer le diagnostic de SpA. Mais la douleur peut se répandre à toutes les vertèbres.

Non, ce n'est pas une erreur, la colite ulcéreuse et la maladie de Crohn font partie des spondylarthropathies ainsi que l'uvéite aiguë. Ce sont probablement des manifestations de l'une ou l'autre des spondylarthrites, mais certaines personnes ne souffrent que de problèmes d'uvéite ou d'inflammation intestinale, alors des variantes à part ont été créées. Le lien entre les maladies inflammatoires de l'intestin et ce type d'arthrite est toutefois flagrant, puisqu'ils sont associés à une même famille de gènes. Nous y reviendrons plus loin.

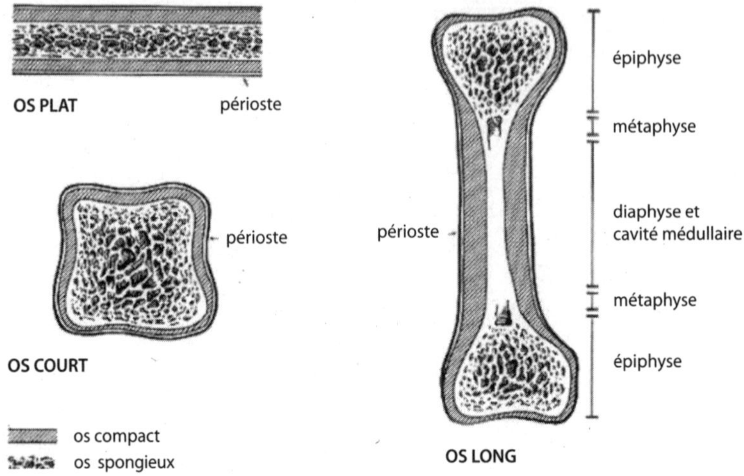

L'os spongieux est l'endroit où l'on retrouve la moelle rouge, dans les parties intérieures de l'os. L'os spongieux est prédominant au niveau des os courts, et des extrémités des os. Ceci explique la localisation des douleurs des personnes atteintes de spondylarthropathies : on retrouve les formes axiales (de la colonne), car les tissus spongieux prédominent dans les vertèbres, et les douleurs périphériques (extrémités des fémurs donc hanche et genoux, épaules, etc.).

La spondylarthrite ankylosante, en langage de patient, c'est autre chose. Et chaque patient la vit différemment. Pour moi, c'est avoir l'impression de transporter un sac de 20 kg de briquettes de BBQ brûlantes sur mon dos en permanence. C'est devoir alterner de la position couchée, à debout, à assise toutes les quinze minutes parce que l'ankylose devient insoutenable après ce délai. C'est donc être incapable de dormir sans bouger constamment, alors en venir à dormir en bougeant, en rêvant que l'on bouge, tout simplement, par adaptation. C'est ne plus pouvoir se souvenir des numéros de porte de ses patients lors des visites à domicile et se mettre à égarer les dossiers de ses patients. C'est détester le trafic pour la douleur qu'il cause avant même que la journée de travail soit commencée, au point d'y devenir conditionné et de se mettre à souffrir automatiquement à peine assis dans un véhicule, donc à ne plus vouloir sortir. C'est ne plus pouvoir aller au cinéma, au restaurant ou à un souper d'amis, car il sera bien difficile de faire comprendre aux autres pourquoi il faudra se lever dix fois durant l'évènement. C'est errer dans la maison pour se défaire de ses raideurs, le jour autant que la nuit. C'est ne plus pouvoir faire de câlins à ses enfants tellement le corps fait mal, comme de gros bleus à chaque contact physique. C'est se retenir de pleurer constamment de douleur, pour que ses enfants aient une vie normale malgré l'anormalité de sa propre vie. On ne peut pourtant rien cacher aux enfants, mais on essaie de le faire. C'est répéter dans sa tête chaque jour que l'on veut disparaître, pas pour mourir, mais pour que le corps ne soit plus, ne souffre plus. C'est se battre avec le système de santé qui ne voit rien, pour qui tout dans le dossier semble « conforme ». Des bilans sanguins « normaux » confirment que l'on n'aura pas d'aide de sitôt. C'est, à quarante ans, devoir encore dépendre de sa mère de soixante-dix ans pour subvenir aux besoins de ses enfants et se sentir « dépendant », plus bon à rien. C'est se sentir comme quelqu'un de quatre-vingts ans dans un corps de quarante et imaginer sa vie finie, sans rien devant ne laissant présager que les choses changeront. C'est finalement perdre l'emploi fait pour soi, et une équipe merveilleuse, au meilleur moment de sa vie professionnelle.

J'ai porté ma croix pendant des années sans savoir ce que j'avais. Jamais je n'aurais pu imaginer qu'un jour je serais en mesure de retourner au cinéma, de me sentir assez solide pour dépasser tout le monde en patin à roues alignées ou même d'écrire ce livre. Mais, je ne me suis jamais avouée vaincue et aujourd'hui je peux profiter de la vie comme jamais auparavant. J'apprécie chaque minute de la vie, car chaque minute sans souffrance est un cadeau inespéré. La chaleur qui m'enflammait est maintenant chose du passé. L'inflammation n'a pas eu raison de moi.

CHAPITRE 1

L'INVASION

« À vaincre sans péril, on triomphe sans gloire. »

– Pierre Corneille

L'*immunité*, c'est l'ensemble des réactions tendant à éliminer des substances étrangères. Son étymologie latine décrit bien son rôle : *immunité*, de *munus*, « charge », « impôt », et *im*, la négation. On parle d'immunité lorsque l'on décrit quelqu'un d'inatteignable, à l'abri de certaines charges (par exemple, immunité diplomatique). En biologie, l'immunité peut être définie comme l'ensemble des mécanismes permettant à un organisme de reconnaître et de tolérer ce qui lui appartient (le soi) et de reconnaître et de rejeter ce qui lui est étranger (le non-soi) : le non-soi peut correspondre à des substances étrangères ou à des agents infectieux auxquels on est exposé, mais aussi à ses propres cellules altérées (par exemple, cellules tumorales).

Mais, que signifie au juste le mot *inflammation*? Ce terme à la mode peut nous sembler relativement nouveau, mais il s'avère qu'il était très bien décrit il y a déjà plusieurs milliers d'années. La rougeur, la chaleur, l'enflure et la douleur étaient déjà considérées comme des symptômes d'inflammation aussi loin que le traité médical rédigé par l'érudit Celse (*Celsus*, en latin) au premier siècle après Jésus-Christ. Celui-ci énonce le « quadrilatère de Celse » décrivant les symptômes qui accompagnent l'infection d'une plaie : *tumor* (œdème), *rubor* (rougeur), *calor* (chaleur) et *dolor* (douleur). Ces quatre qualificatifs sont en lien avec ce que l'on connaît aujourd'hui des modifications tissulaires associées au processus inflammatoire : la dilatation des vaisseaux, le recrutement de leucocytes circulant vers les tissus et l'accumulation locale de plasma.

C'est à Élie Metchnikov et à Paul Ehrlich, deux scientifiques qui ont reçu le prix Nobel de médecine en 1908, que l'on doit les premiers travaux sur les mécanismes impliqués dans l'inflammation.

L'inflammation est l'un des systèmes de protection contre l'envahisseur. Elle peut être aiguë ou chronique. Lorsqu'aiguë, l'inflammation sert à réparer des blessures ou de l'irritation ou à combattre l'infection, des affections qui sont limitées dans le temps. Les processus de réparation, dont la rougeur, la chaleur et l'enflure (qui ne sont, en fait, qu'une augmentation du débit sanguin et une accumulation de globules blancs), créent de la douleur au site affecté. La régénération des cellules et la synthèse de nouveau collagène s'ensuivent habituellement, quand l'infection ou la blessure est maîtrisée, ce qui permet la guérison des tissus. Dans le cas de l'arthrite, cette réparation vient souvent avec comme prix à payer la perte de mobilité causée par le dépôt de nouveau collagène dans les articulations, quand l'inflammation devient chronique.

Puisque l'inflammation est vouée à reconnaître et à éliminer toutes les substances qui lui sont étrangères, la réaction inflammatoire dépasse parfois ses objectifs en créant des dommages collatéraux, mais il s'agit là du prix que l'organisme doit parfois payer pour assurer le maintien de son intégrité.

L'inflammation chronique est activée quand les mécanismes de l'inflammation aiguë ne parviennent pas à maîtriser la situation. Lorsqu'elle perdure, le corps sort l'artillerie lourde et l'inflammation produit une série de réactions dommageables qui entraînent non pas une infection, mais une condition de maladie. En fin de compte, l'inflammation chronique n'est nulle autre qu'une incapacité du corps à maintenir son équilibre à cause d'un *stress*, au sens large, qui peut être causé par une foule de facteurs comme l'exposition à des facteurs environnementaux, microbiens ou viraux, la pauvre alimentation... Les causes de l'inflammation sont nombreuses et variées : agent infectieux, substance étrangère, agent physique, lésion tissulaire post-traumatique, etc.

L'inflammation : un désordre systémique

On parle de désordre systémique quand tous les systèmes du corps sont affectés. Ainsi, l'inflammation peut affecter autant les articulations que la paroi digestive, les poumons, le cerveau, les vaisseaux sanguins... Tout est possible et le phénomène peut être tout à fait localisé ou prendre de l'ampleur en attaquant plusieurs tissus. Pourquoi? Parce que l'inflammation est un processus de défense et que pour bien nous défendre en toutes circonstances, ces processus doivent pouvoir rejoindre toutes les parties de notre corps, et ce, très rapidement. Les messagers d'inflammation ratissent notre corps tout entier, car ils voyagent dans le sang. C'est pourquoi on entend parler d'inflammation dans à peu près toutes les sphères de la santé.

Je me souviendrai toujours de cette journée. J'étais arrivée en trombe à une réunion d'équipe, en retard, car encore une fois je n'avais pas dormi. L'animatrice m'a fait remarquer mon retard, sans que cela soit méchant. Ce fut la goutte qui a fait déborder le vase. J'ai réagi violemment, comme jamais cela ne m'était arrivé en public. Je me suis effondrée dans mon bureau après la réunion, désemparée, avec l'impression de ne plus pouvoir y arriver. Tout me semblait une montagne depuis un long moment. Je m'étais mise à ne plus pouvoir retenir les adresses de mes visites à domicile, à oublier mes dossiers dans des locaux. À l'époque, je me cachais dans mon bureau aux pauses pour m'étendre par terre sur le tapis d'amusement normalement réservé aux bébés durant mes consultations. J'errais dans les locaux en cherchant des prétextes pour marcher. Je n'étais plus productive.

Maladies cardiovasculaires, diabète, dépression, obésité et même autisme. Tout de nos jours semble avoir une composante inflammatoire. Et puisque notre intestin est le berceau de notre immunité, là où siègent la grande majorité de nos cellules immunitaires, on trouve toutes sortes de propositions de régimes alimentaires différents sur Internet, servant à régler toutes les problématiques possibles. Les mécanismes par lesquels l'alimentation joue un rôle ne sont pas encore tous élucidés. Il y a énormément de variables et d'inconnues. Mais, certaines hypothèses ont un certain fondement scientifique. Je vous ferai grâce des hypothèses qui me semblent farfelues, mais il faut reconnaître en toute humilité que ce qui semblait farfelu il y a cinq ans ne l'est plus du tout aujourd'hui. En ce qui a trait à notre connaissance de l'inflammation, la recherche a fait des pas de géant, dont je n'aurais jamais pu me douter quand j'ai reçu le diagnostic il y a maintenant presque cinq ans.

L'évidence existe donc et s'impose depuis déjà un bon moment. Cela ne se reflète pourtant pas encore dans le discours de la communauté médicale et professionnelle. C'est plutôt un sujet considéré comme une médecine complémentaire, avec tous les tabous que cela comporte. Il faut admettre que le contexte de travail dans lequel baignent la plupart des professionnels qui ne sont pas chercheurs ne leur laisse guère le temps de lire des centaines ni même des dizaines d'articles scientifiques sur un même sujet. Les lignes directrices ou les positions officielles leur servent de guide la plupart du temps, et ces lignes directrices sont lentes à évoluer. Les revues de littérature médicale que l'on prend le temps de consulter pour rédiger un livre sont chronophages et s'échelonnent sur des mois, voire des années. Il faut vraiment avoir un intérêt marqué pour un sujet pour l'exploiter autant à fond.

Un autre enjeu important entre en ligne de compte et je cite un nutritionniste-chercheur que j'admire pour son jugement critique, Michel Lucas : « Les décisions quant aux lignes directrices en matière de santé sont basées sur l'évidence disponible et publiée, mais quand les résultats sont ambivalents, il est plus facile d'opter pour le statu quo ou de conclure qu'il faut des études supplémentaires. Les lecteurs sont en droit de se demander si la recherche est subventionnée par l'industrie en guise de stratégie pour ralentir les changements de positions ou de législations de l'industrie alimentaire[4]. » Les conflits d'intérêts et biais de toutes sortes sont donc bien réels, il ne faut pas se le cacher!

C'est la raison pour laquelle il m'a fallu autant de temps pour admettre que mes symptômes pouvaient être reliés de quelque façon que ce soit à mon alimentation. Eh oui, je *blâme* ma propre fermeture d'esprit comme l'un des éléments importants de ma souffrance. J'avais appris que la nutrition ne jouait aucun rôle dans l'arthrite. Ce sont des médecins rhumatologues qui me l'avaient enseigné il y a vingt ans. Et le reste de ma carrière, tout portait à croire autour de moi que c'était le cas puisque partout l'inflammation n'avait d'associées que des solutions pharmacologiques.

Mes premières explorations de la question de l'inflammation sont venues plus tardivement. Elles m'ont menée, grâce à une collègue, à prendre connaissance des travaux d'Alessio Fasano[5], docteur et chercheur dédié à la maladie cœliaque, fondateur et directeur du Center for Celiac Research and Treatment de l'Hôpital général du Massachusetts. Un médecin bien en avant de son temps et des plus crédibles. Quand j'ai lu ses propos au sujet de la sensibilité au gluten pour la première fois, c'était comme si j'apprenais que l'on avait marché sur Pluton. Une information venue d'une autre « planète »! Le Dr Fasano expliquait en mots simples les procédés inflammatoires en jeu dans la maladie cœliaque et sa variante moins connue, la sensibilité non cœliaque au gluten : « Les personnes sensibles au gluten peuvent avoir des symptômes partout dans leur corps quand des fragments de protéines digérés seulement partiellement fuient de l'intestin vers la circulation sanguine. Contrairement aux autres protéines, les protéines de gluten ne sont pas digérées complètement. Le système immunitaire de certaines personnes voit le gluten comme un ennemi et déploie des armes pour contrôler cet ennemi, causant ainsi l'inflammation sur le plan de l'intestin, mais également dans d'autres organes et tissus. » Ce concept m'était complètement étranger, malgré mes huit années d'études universitaires en biologie et en nutrition. Il semblait complètement invraisemblable qu'un aliment cause une irritation ailleurs que dans le ventre… Pourtant, après avoir eu l'occasion de retourner aux bouquins d'immunologie, je me suis rendu compte que j'avais escamoté quelques chapitres plutôt importants. Mais, le Dr Fasano avait piqué ma curiosité et, dès lors, l'immunologie s'est mise à grandement m'intéresser, et je sais maintenant que c'est le nerf de la guerre.

Le Dr Fasano a été considéré comme un hurluberlu pendant des décennies. Ce n'est pas d'hier qu'il tente de faire connaître les dessous de l'inflammation en lien avec le gluten ou les autres protéines, dont les molécules sont de poids moléculaire élevé, donc plus difficiles à digérer. Aujourd'hui, la recherche lui donne raison : le gluten est

Ma superviseure de l'époque est venue me voir pour me dire : « Tu sais, Marie-France, si ça ne va pas, des assurances, tout le monde a droit à ça. » Je n'y avais même pas pensé. Moi, en burnout *? Impossible. J'étais trop efficace pour ça!*

À l'époque, j'avais mal seulement quand je m'arrêtais, comme dans le trafic, soir et matin. Tout le reste de la journée, je bougeais constamment. Même la nuit, durant mon sommeil. Tout dans mon comportement indiquait un burnout*. Et, au début, j'y ai cru, car j'étais épuisée. Quand mon médecin de famille m'a mise en arrêt de travail et m'a dit de me reposer, je n'en pouvais plus, alors l'adrénaline est tombée. Je ne pouvais plus rien accomplir. La prescription? Encore plus de repos.*

Plus les semaines avançaient, plus j'avais mal. Je ne bougeais plus. Mes muscles étaient tellement atrophiés et mes articulations tellement raides que je me sentais comme un robot portant 20 kg de briquettes de BBQ brûlantes. Ma douleur s'était décuplée en quelques semaines sans activité. Mon médecin me disait que quand ma tête serait mieux, mon corps guérirait ! Si je l'avais crue, je serais encore au même point, mais bourrée d'antidépresseurs. Mon burnout *était une conséquence, pas la cause. C'était la pointe de l'iceberg!*

impliqué dans l'inflammation intestinale des personnes cœliaques, certes, mais cela va bien au-delà de l'intestin.

Petite histoire de guerre...

Avant de lancer une description plus précise des processus inflammatoires, une analogie vous permettra de vous offrir une perspective globale. Imaginez le corps comme un village bien gardé qui, pour se protéger, disposerait de deux types d'armée. La première phase inflammatoire chronique pourrait être comparée au déploiement d'« armes de destruction massive » en réponse à une situation qui affecte plusieurs systèmes. Tout comme avec le terrorisme, quand on ne sait pas où se trouve al-Quaïda, on se met à bombarder partout au cas où. Ce n'est pas le cas lors d'une simple invasion locale bien identifiée, qui n'entraînera pas une telle panique. Notre corps doit pouvoir réagir dans ces deux situations totalement différentes.

Le premier type d'armée est donc l'immunité innée, ou non spécifique, et nous naissons avec ce type d'immunité. C'est celle qui répond aux invasions générales, un peu comme le ferait l'infanterie. Les macrophages, les cellules responsables de ce type d'immunité, peuvent donc en quelque sorte être comparés aux soldats envoyés outremer pour contrôler les turbulences politiques ou sociales ou gérer les cataclysmes. Les macrophages sont les cobayes, les premiers à être envoyés au front, et ils agissent de façon généralisée, sans cibler un adversaire en particulier. L'infanterie a un potentiel limité à gérer les conflits et quand il semble évident que la situation s'aggrave, les stratégies plus spécifiques sont nécessaires. Il faut trouver l'envahisseur en question et lancer une bombe exactement au bon endroit, car des soldats meurent et les dommages collatéraux deviennent impossibles à ignorer. Quand les macrophages ne suffisent plus, des messages sont envoyés afin d'aviser la base qu'il faut sortir les armes convenant exactement au type d'envahisseur à qui l'on a affaire.

L'immunité acquise, non spécifique, aussi appelée « immunité adaptative », est celle qui s'adapte en fonction de l'envahisseur. Ces soldats sont les lymphocytes B (B pour *bone marrow*, « moelle osseuse »), produits par la moelle osseuse, et les lymphocytes T, qui sont produits dans notre thymus et entreposés dans notre rate et les nodules lymphatiques. À deux, ces types de cellules détectent et détruisent les cellules affectées par l'adversaire. Ce que les B ne trouvent pas, les cellules T passent derrière pour le ramasser. Et contrairement aux macrophages, les cellules B et T ont une mémoire. On pourrait dire qu'elles représentent non pas les simples soldats, mais l'équipe tactique. Elles observent l'adversaire, prennent des notes et s'assurent de faire mieux la prochaine fois!

Les deux types d'immunité travaillent donc de concert et tous les deux sont nécessaires. Le type de soldat qui tire sur tout spontanément sans remettre en question les ordres a sa raison d'être autant que le type qui examine ses options et prend des décisions selon la situation. Et ces deux équipes ne pourraient pas communiquer sans l'intervention de messagers qui font état de la situation. Ces messagers sont constitués des cytokines. Il en existe plusieurs types. Et comme tout messager, la personnalité du messager influence la teneur du message. On pourrait dire que certaines cytokines sont pessimistes alors que d'autres sont optimistes!

Les cytokines pro-inflammatoires sont celles qui présument que tout ira mal et qu'il sera impossible de sauver les civils des catacombes, alors celles-ci rasent tout sur leur passage. Il s'agit des interleukines-1 (IL-1) et des TNF* alpha. Les cytokines anti-inflammatoires, telles que les facteurs de croissance (par exemple, TGF** -bêta) et l'IL-10, quant à elles pourraient être comparées, par analogie, à un organisme de secours tel que Médecins Sans Frontières qui garderait toujours espoir de sauver les survivants. Ses responsables arrivent avec leur trousse de premiers soins.

---

* Facteur de nécrose tumorale.

** Facteur de croissance transformant.

Concrètement, dans notre organisme, la réponse inflammatoire s'articule en plusieurs phases :

1. Le déclenchement de la réponse à la suite de la reconnaissance de pathogènes ou à la perception de signaux de danger par des cellules immunitaires résidentes des tissus.

2. La phase vasculaire et le recrutement de cellules immunitaires innées sur le site de l'inflammation.

3. La phase effectrice comprenant la phagocytose et l'activation de la réponse immunitaire adaptative.

4. La réparation du tissu lésé.

Résumé des réactions immunitaires[6]

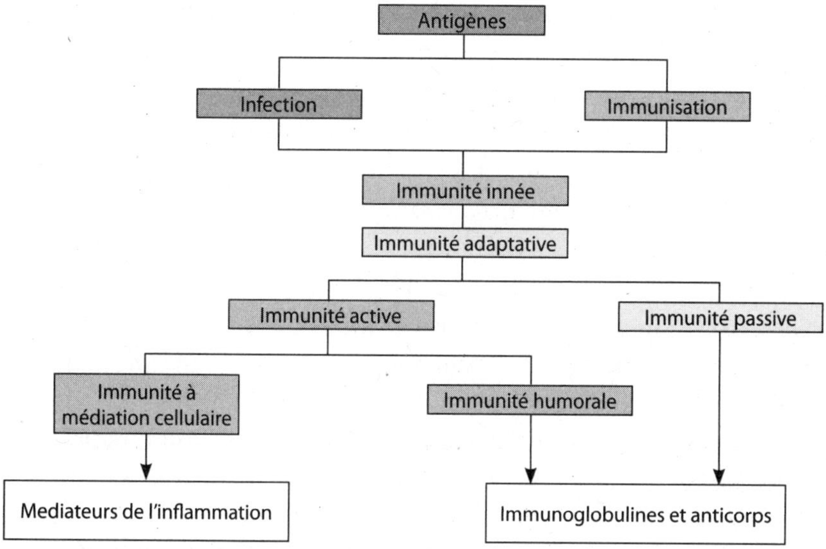

En résumé, l'inflammation n'est qu'une partie de la réponse immunitaire qu'il est important de bien situer. C'est dans l'immunité adaptative non spécifique, mais active, que les processus inflammatoires se déroulent. Dans l'immunité active, les deux types de réponse, à médiation cellulaire et humorale, sont intimement reliés, mais l'immunité à médiation cellulaire est surtout celle qui est impliquée dans l'inflammation. Mais, avant que l'inflammation s'installe, il y a toute une série de stratégies qui ont été tentées en vain par l'organisme. Il ne faut donc pas espérer que l'on puisse réduire et gérer l'inflammation en quelques semaines. Si des changements de mode de vie, ou même des médicaments, prennent un certain temps à porter des fruits, c'est justement à cause de cette succession d'étapes complexes qui caractérise la réponse immunitaire.

Les ennemis : DAMP et PAMP (*Danger-Associated* et *Pathogen-Associated Molecular Pattern*[7])

Lors d'une invasion, peu importe son origine, le système immunitaire est ce qui avertit notre corps qu'un danger potentiel a été reconnu. C'est un peu comme si la vigie, en haut de sa tour, sonnait l'alarme. Le message en soi est le signal de danger.

Il y a deux types de signaux de danger. Ceux qui sont livrés par des cellules endommagées comme les cellules cancéreuses ou des irritants chimiques (polluants, poisons) ou mécaniques (blessures). Ces signaux viennent de l'intérieur de nous. Ce sont les DAMP. Ce ne sont pas ces signaux qui sont en jeu dans le cas de l'inflammation. Les PAMP sont ceux qui proviennent de facteurs extérieurs, dont les micro-organismes pathogènes. C'est le non-soi. Voici quelques exemples de PAMP connus :

- le lipopolysaccharide (LPS) des bactéries à Gram négatif (celles qui ne devraient pas se retrouver dans notre intestin) et qui prennent le dessus quand notre microbiote est faible;
- la flagelline des bactéries flagellées;

- les mannanes des champignons, levures;
- les ARNdb des virus à ARN;
- le mannose des bactéries.

Selon le pathogène reconnu par la vigie, les cellules qui se mettront à l'œuvre seront différentes. Certaines cellules se distinguent en des formes différentes pour réagir à plusieurs types de situations. Il est important de préciser que dans le cas de la réponse innée, il n'y a pas un très haut niveau de spécificité comme avec la réponse adaptative. Les cellules qui entrent en jeu dans ce processus sont capables de détecter la présence d'un virus, par exemple, mais elles ne reconnaissent pas la nature exacte de la souche virale détectée (souche virulente H1N1 du virus de la grippe). Cette faculté est propre à la réponse adaptative, l'autre type d'armée en cause, par exemple lors des allergies.

Ces signaux d'alarme sont reconnus par des récepteurs. Certains sont situés sur des cellules ou dans des cellules du système immunitaire résidant dans les tissus (mastocytes, macrophages et cellules dendritiques tissulaires) et d'autres sur des cellules qui circulent. Les cellules immunes résidentes des tissus jouent donc le rôle de cellules « sentinelles » puisqu'elles réagissent rapidement à la suite de la détection d'un danger. Les cellules circulantes jouent plutôt le rôle de courrier. Le message prend un peu plus de temps à arriver, c'est moins rapide que de sonner le clairon!

Interactions PRR-PAMPS

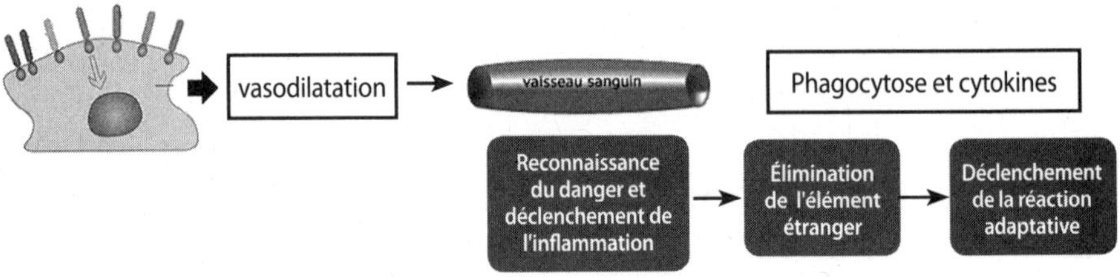

Les cellules dendritiques, de par leurs prolongements cytoplasmiques longs et mobiles et riches en PRR (les récepteurs des signaux de danger), peuvent explorer leur environnement et détecter efficacement les microorganismes. Ces cellules ont pour rôle de déclencher la réponse adaptative. Une fois les PAMPS retrouvés par les PRR, ceci enclenche la première étape de la réponse, soit la vasodilatation qui augmente le nombre de cellules immunitaires au site d'attaque pour éliminer le danger par les deux types de réponses. Ces cellules ont pour rôle de déclencher la réponse adaptative si la réponse innée ne suffit pas à contrôler l'envahisseur.

La base militaire : les organes de l'immunité

La rate, le thymus et la moelle osseuse sont les quartiers généraux du système immunitaire. Les lymphocytes B sont produits dans la moelle osseuse, les lymphocytes T, dans le thymus. La rate est en quelque sorte l'usine de stockage et de filtration des macrophages. C'est là que se situe une grande réserve de macrophages prêts à être libérés rapidement en cas de besoin. La réponse immunitaire rapide non spécifique est possible grâce à cette réserve.

Certains campements sont auxiliaires aux quartiers généraux, mais ne sont pas moins essentiels. Il s'agit des tissus lymphoïdes annexés aux muqueuses (*mucosa-associated lymphoid tissue*), qui assurent la protection des barrières entre l'extérieur et l'intérieur et qui protègent plus de 400 m^2 de muqueuses exposées aux risques de l'environnement, incluant les aliments. Il y en a aussi d'annexés aux muqueuses des poumons telles que les amygdales et les adénoïdes (*bronchus-associated lymphoid tissue*). Un autre de ces tissus lymphoïdes important annexé à notre muqueuse intestinale est le GALT (*gut-associated lymphoid tissue*). Il est constitué d'îlots lymphoïdes qui tapissent notre intestin, appelés les « plaques de Peyer ». À lui seul, le GALT contient plus de cellules immunitaires que tout le reste de l'organisme. Les plaques de Peyer sont formées d'un épithélium de surface (une membrane) qui renferme des cellules M qui sont enfouies entre les entérocytes (les cellules de l'intestin) et qui sont spécialisées dans le transport des antigènes. Les plaques contiennent également les follicules lymphoïdes. Juste au-dessus des follicules lymphoïdes, le dôme entre les follicules et l'épithélium contient des lymphocytes de type B, Th2 et macrophages. Ce sont les follicules qui amorcent la réponse immunitaire en produisant les lymphoblastes (cellules lymphocytes pas encore matures). Ces cellules voyageront dans la circulation sanguine pour aller rejoindre nos ganglions et y finir leur maturation. Les lymphocytes passent dans la circulation générale par le canal thoracique puis iront peupler les muqueuses (intestinales et respiratoires) grâce à leurs récepteurs spéciaux. Il y a là une certaine logique, puisque beaucoup d'antigènes respirés sont également avalés.

CHAPITRE 2

La stratégie militaire

« La stratégie consiste à continuer de tirer pour faire croire à l'ennemi que l'on a encore des munitions. »

– Michel Chrestien
(personnage de *la comédie humaine*, Balzac)

Comme il a été évoqué plus tôt, la mise en place d'une réponse inflammatoire se fait en deux temps. L'armée de l'immunité a deux équipes qui se coordonnent selon une séquence bien précise. La figure suivante dresse un portrait général des principaux joueurs.

Les mécanismes de l'immunité

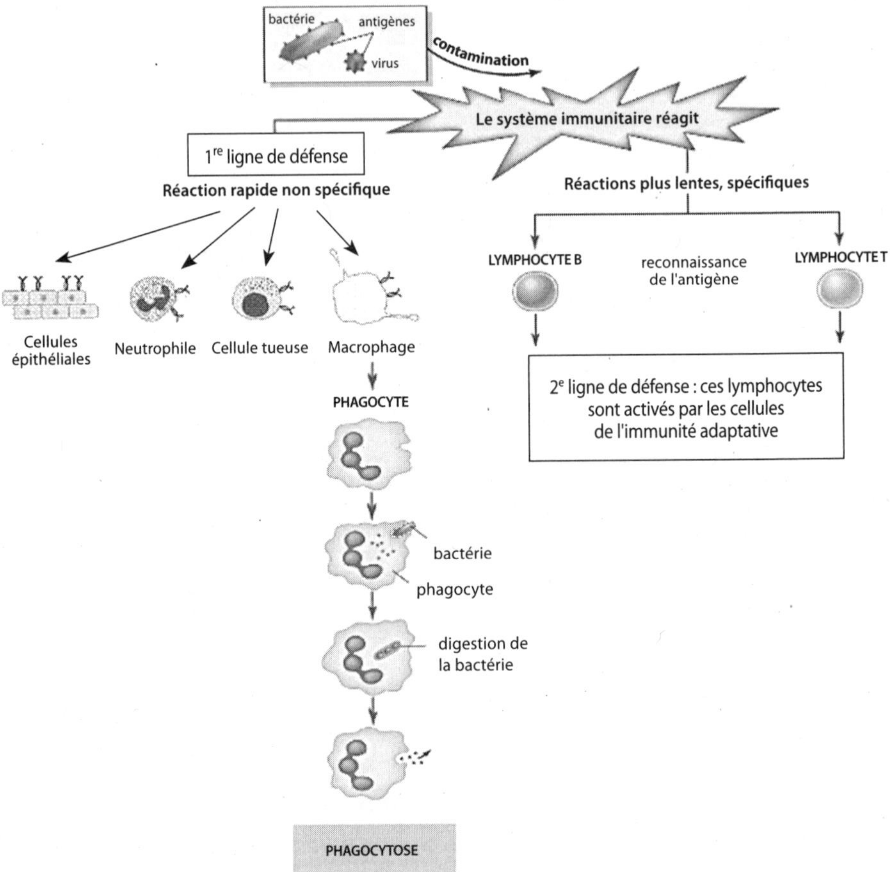

1. La première ligne de défense

Les cellules présentes dans le tissu infecté ou lésé, telles que les phagocytes mononucléés résidents (macrophages et cellules dendritiques) et les mastocytes, sont les premières cellules activées par des signaux de danger. En réponse à cette activation, elles libèrent de l'histamine, des cytokines pro-inflammatoires et d'autres composés actifs. C'est la réaction immunitaire rapide non spécifique qui provoque une inflammation de la zone attaquée (rougeur, gonflement, douleur, chaleur). On la dit rapide, car elle se met en action en quelques heures seulement, et non spécifique, car les phagocytes détruisent les envahisseurs en général et ne sont pas spécialisés dans un envahisseur en particulier.

Dans l'inflammation, un facteur important dont nous reparlerons est le NF-kb. Ce facteur est le pivot des cellules phagocytaires, car il permet de les activer. Le NF-kb est connu pour être un des multiples régulateurs de plusieurs gènes codants pour des protéines de l'inflammation. L'implication du facteur NF-kb dans la cancérogenèse et les processus de tumorisation de certaines cellules est aussi bien démontrée.

La réaction immunitaire rapide non spécifique n'est pas toujours suffisante. Dans ce cas, les envahisseurs continuent de faire des ravages, comme en cas d'infection. Ce sont les cellules dendritiques qui amorceront la deuxième ligne de défense en devenant des cellules qui présenteront les antigènes aux cellules impliquées dans la réponse adaptative.

2. La deuxième ligne de défense : la réponse adaptative

Le corps met alors en place une réaction immunitaire qui prend plusieurs jours pour être efficace.

On distingue deux branches de la réponse adaptative. La réponse à médiation humorale, dans laquelle des lymphocytes B se différencient en plasmocytes sécréteurs d'anticorps; c'est le mécanisme des allergies. La réponse à médiation cellulaire, dans laquelle des lymphocytes T se différencient en lymphocytes cytotoxiques comme les lymphocytes Th1 et Th17, est le processus en jeu dans l'inflammation. C'est comme si selon les besoins de l'armée, l'organisme formait des recrues de lymphocytes spécialisés dans diverses tâches et les regroupait en deux bataillons différents.

Immunité adaptative

(Deux voies possibles : s'adapte selon le danger, réponse plus spécifique)

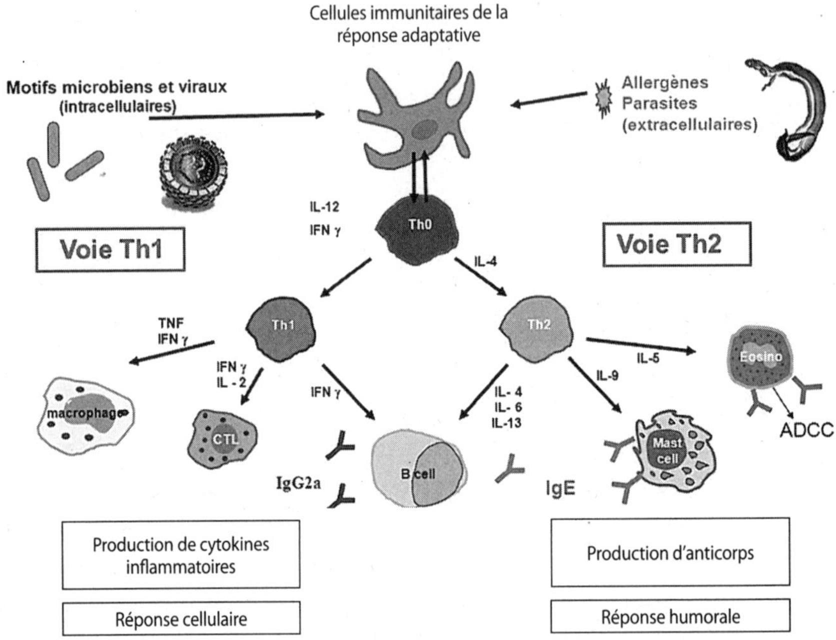

Lymphocytes T

- Lymphocytes T cytotoxiques (attaquant directement la cellule infectée)
- Lymphocytes Th (helper) Producteur de cytokines
  - Produisant des cytokines pro-inflammatoires **Th1** (IL-2, IFN-gamma...) → Inflammation
  - Produisant des cytokines régulatrices **Th2** (IL-4, IL-10...) **Treg** (suppresseurs d'inflammation) → Homéostasie (Tolérance)

Si un envahisseur extracellulaire est en cause, les lymphocytes B réagiront en se différenciant en plasmocytes sécréteurs d'anticorps. C'est le mécanisme des allergies. Les anticorps spécifiques pour ce microbe neutralisent les microbes en se fixant à eux et en s'y agglutinant. Je n'entrerai pas dans le détail de ce type de réponse immunitaire, car l'inflammation est issue de la réponse cellulaire.

La réponse cellulaire

Les lymphocytes T sont constitués de différentes populations : les T cytotoxiques (auparavant appelés « **T** 8 », TCD8+) et les T auxiliaires ou TCD4+ (ou *T helpers*).

Parmi les *T helpers*, on distingue trois grands types, les Th1, les Th2 et les Th régulateurs (ou Treg), en fonction de leur production de cytokines : les cellules Th1, qui synthétisent de l'IL-2 et de I'IFN gamma, alors que les cellules Th2, productrices d'IL 4, 5, 6 et 10, sont les auxiliaires des lymphocytes B. Les Treg sont les lymphocytes qui envoient le message de suppression de la réponse inflammatoire. Ils favorisent l'homéostasie, c'est-à-dire l'**équilibre** ou la tolérance des agents envahisseurs. Ce sont les agents de la paix, le *Peace Corps*. Car, une fois que l'agresseur a été vaincu, il faut bien que la bataille s'arrête. C'est le drapeau blanc de l'immunité.

La lignée des lymphocytes Th1 est plutôt impliquée dans les réponses contre les pathogènes intracellulaires. Lorsqu'ils sont exposés à divers signaux, les lymphocytes peuvent devenir des agents cytotoxiques pour la cellule. Les lymphocytes cytotoxiques détruisent les cellules qui contiennent des dangers potentiels. D'autres lymphocytes peuvent activer les cellules responsables de la phagocytose afin de détruire des micro-organismes qui envahissent les tissus. Les macrophages sont alors activés localement et éliminent l'antigène, comme dans les réactions d'hypersensibilité retardée.

La lignée Th2 est essentiellement impliquée dans les réactions contre les dangers de type extracellulaire comme les parasites et les allergènes. Comme avec la lignée des Th1, les Th2 utilisent différentes armes, les cytokines. Nous verrons le rôle de ces cytokines plus loin.

Les bataillons ne travaillent pas en vase clos. Les lymphocytes T, plus particulièrement les Th2, communiquent avec les lymphocytes B en libérant de l'IL-4 qui stimule leur différenciation en plasmocytes, ces cellules qui sécrètent des anticorps de type IgE. Ils agissent aussi sur les éosinophiles, favorisant l'inflammation de type éosinophile. L'ensemble des réponses immunitaires sont donc intimement imbriquées. Les Th1 et les Th2 s'influencent aussi mutuellement.

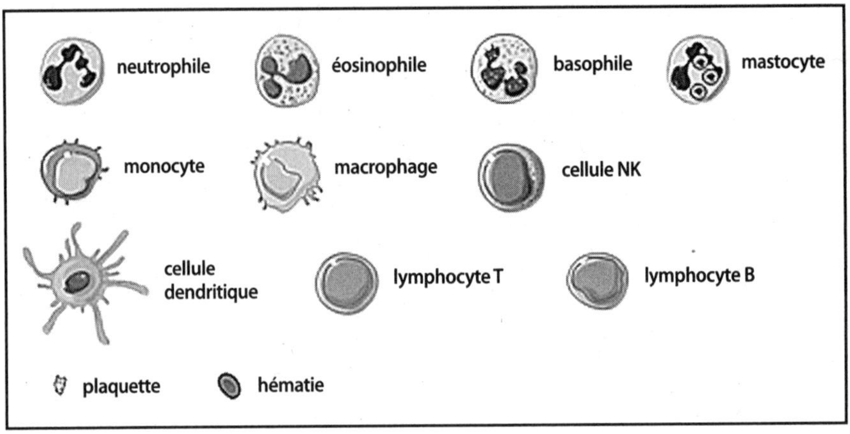

Les cellules immunitaires résidentes des tissus sont les mastocytes, les macrophages et les cellules dendritiques. Les cellules de l'immunité qui patrouillent dans l'organisme via le sang sont les neutrophiles, les éosinophiles, les basophiles, les monocytes, les cellules NK et les lymphocytes T et B.

Pour nous resituer dans ce qui se passe dans notre corps, précisons que la plus grande partie de ces facteurs est produite directement dans nos tissus périphériques tout juste derrière notre épithélium intestinal, la bordure en brosse qui est constituée des entérocytes. L'intestin est donc littéralement le berceau de l'immunité. Chez une personne qui bénéficie d'une bonne santé immunitaire, les différentes cellules et les produits qu'elles sécrètent sont en équilibre. Quand les cellules de la famille des Th1 sont sécrétées en trop grand nombre, les Treg perdent de la force, la tolérance est compromise. Le corps a de la difficulté à se défendre contre les organismes, incluant ceux qui séjournent normalement dans notre intestin. L'irritation qui en résulte peut affecter directement la perméabilité de la membrane intestinale, ce qui a pour effet d'activer encore plus les cellules de l'inflammation.

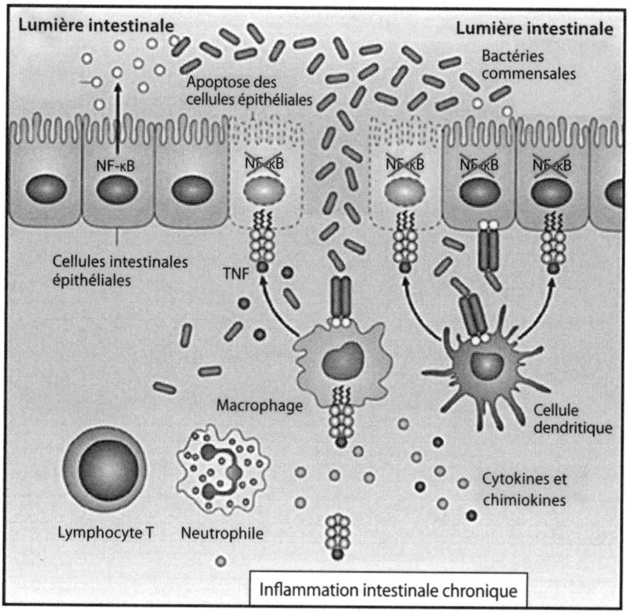

Représentation de l'inflammation intestinale chronique : Le NF-kB (Nuclear-Factor kappa-B) est impliqué dans la diminution de la perméabilité intestinale. Une fois ce facteur activé, les TNF apportés par les macrophages et les cellules dendritiques ciblent les cellules épithéliales de l'intestin et les détruisent. Une fois la muqueuse intestinale atteinte, elle devient comme une passoire et les bactéries commensales peuvent traverser dans la *lamina propria*. De ce côté, où elles ne sont pas censées se trouver, elles suscitent le recrutement des cellules du système immunitaire afin de protéger l'organisme. C'est le fondement de l'inflammation chronique.

La porte de la forteresse : la paroi intestinale

L'intestin est la frontière entre les microbes et les cellules immunitaires qui se logent juste derrière la porte, dans ce milieu que l'on appelle la « lamina propria ». Dans cet espace, une grande partie de nos cellules immunitaires sont présentes, ainsi que les AMP* et les IgA. Les analyses de tissus intestinaux de personnes atteintes de spondylarthrite ankylosante et de maladie cœliaque suggèrent que ces premières défenses sont compromises dans les deux maladies quand on les compare à des sujets sains. Le mucus, la barrière chimique et physique secrétée par la paroi (la muqueuse intestinale), serait aussi déréglé dans les deux cas. C'est comme si l'eau servant à protéger le château, sous le pont-levis, était desséchée, rendant la

* Peptides antimicrobiens (*antimicrobial peptides*).

J'ai appris à reconnaître les signes avant-coureurs d'une poussée inflammatoire. Après l'ingestion de gluten, le retour de la souffrance se fait en dedans de huit heures, toujours selon la même séquence de symptômes. Une chaleur et une douleur montante, partant des genoux en dedans de quatre heures après ingestion de gluten, rendues aux vertèbres sacrées après une demi-journée, et envahissant la colonne au complet jusqu'aux cervicales le lendemain, avec des ballonnements et une constipation en parallèle. La douleur me quitte quand les selles accumulées pendant quatre ou cinq jours finissent par passer. Après l'ingestion de produits laitiers, les symptômes prendront un ou deux jours à apparaître, mais dureront au moins une semaine, ou les raideurs me donneront l'impression de marcher comme un robot et de tout échapper. La partie ankylose de ma maladie est ce qui ressort chez moi avec les produits laitiers.

C'est ma cascade inflammatoire à moi, j'ai appris à la reconnaître parce que j'ai vécu le soulagement.

porte du château plus facile à défoncer. Le mucus n'est donc pas non plus aussi anodin que l'on pourrait le croire, car il nourrirait également le microbiote, procurant certains éléments nutritifs à de bonnes bactéries. De plus, on a récemment découvert dans le mucus un médiateur bioactif qui conditionnerait les réponses de tolérance des cellules intestinales et dendritiques. Donc, le mucus aiderait non seulement à protéger, mais à tolérer les microbes de notre propre microbiote intestinal.

Ce sont les AMP produits dans la *lamina propria* (défensines, lectines de type C et cathelicidines) qui servent à « contenir » les microbes de la flore intestinale. Ils sont d'une importance capitale, car ils agissent en quelque sorte comme les gardiens de sécurité qui maintiennent la paix dans la cour du château, que l'on appelle l'« homéostasie intestinale ». Les AMP sont judicieusement contrôlés par les PRR, (*pattern recognition receptors*), qui sont en quelque sorte les récepteurs, ou les clés qui permettent leur expression dont nous avons parlé plus tôt. Ce sont eux qui décident si oui ou non l'AMP sera sécrété et créera de l'inflammation intestinale. C'est le début de la réaction en chaîne. La porte du château s'ouvre.

Certaines cellules de l'intestin, comme les cellules de Paneth, produisent ces AMP et ils sont déclenchés quand certains récepteurs de cellules immunitaires reconnaissent des substances particulières produites par des microbes. On soupçonne que chez les spondylarthritiques, les cellules de Paneth travailleraient trop fort, produisant ainsi trop d'AMP. Puisque ces cellules travaillent à attaquer les microbes, il est possible que cela entraîne une perte de bactéries commensales bénéfiques ou un environnement moins favorable aux bonnes bactéries.

Avant, j'étais enflammée en permanence, il était impossible de pouvoir identifier et apprendre à gérer l'inflammation. Maintenant, quand je sens mes genoux brûler, je sais que j'en aurai pour une semaine si je ne fais pas attention à moi. Si je me ménage, cela durera deux ou trois jours.

La connaissance de soi est vraiment essentielle à la gestion de la douleur. La maladie nous apprend à respecter nos limites, à lâcher prise. Nous devons nous mettre au premier plan, car la maladie ne négocie pas. Le bon côté est que cela nous force à penser à nous, à prendre des décisions pour nous et en fonction de nos valeurs. Ce n'est plus l'argent qui devient prioritaire, ou le succès. C'est le bien-être.

Les IgA sécrétoires de la *lamina propria* sont des gardes un peu plus agressifs que les AMP. On a remarqué que les IgA qui ciblent les bactéries de type Klebsiella et les entérobactéries sont plus élevées chez les patients atteints de spondylarthrite ankylosante et de maladies inflammatoires de l'intestin[8]. Des niveaux plus élevés de IgA sont également présents dans le sang et les tissus synoviaux des patients atteints de spondylarthrite ankylosante[9]. Nous ne savons pas encore si cela signifie que ces bactéries sont la cause de l'inflammation à ces endroits ou si cela refléterait simplement la possibilité qu'il y ait eu une migration de ces bactéries présentes dans l'intestin des patients atteints de spondylarthrite ankylosante vers le site d'inflammation sans qu'elles en soient la cause. Mais, il est fort possible que leur présence dans les articulations ne soit pas sans faire de dégâts.

D'ailleurs, nous savons que des résidus de certaines bactéries ont été retrouvés dans les articulations de personnes atteintes d'arthrite réactive [10, 11]. C'est donc dire que leur implication est réelle. Il s'agirait d'un phénomène appelé la « translocation », qui permettrait à des résidus de bactéries de se retrouver un peu partout dans l'organisme et de causer des dommages.

Nous ne pouvons pas encore pointer du doigt des bactéries en particulier, mais nous savons que certaines bactéries sont plus prédominantes ou moins présentes pour l'ensemble des spondylarthropathies, incluant la forme juvénile de la spondylarthrite ankylosante. Encore plus important que le nombre total, quand la diversité des bactéries diminue dans l'intestin, les maladies inflammatoires semblent plus fréquentes.

Les gardes de la forteresse : les microbes

Nous pourrions comparer notre milieu intestinal à une forteresse entourée d'une cour intérieure, accessible aux paysans. C'est dans la cour extérieure que les citoyens circulent librement, et y font du commerce. Certains ont des denrées qui doivent entrer dans le château pour nourrir la noblesse et d'autres sont férocement gardées dehors… Notre flore intestinale doit être mixte, composée d'un bon équilibre entre les bactéries de différents types, tout comme une cour royale a besoin de paysans de métiers diversifiés qui apporteront des denrées variées. Certains types de bactéries sont plutôt du genre à vendre des denrées périmées qui pourraient empoisonner les membres de la royauté, alors que d'autres sont inoffensives, mais leur seule présence dilue les effets néfastes des bactéries nuisibles. Plus elles sont nombreuses, plus il est difficile pour les bactéries nocives de se frayer un chemin vers l'intérieur du château.

On appelle « bactéries commensales » celles qui nous habitent, ou plus communément notre « flore intestinale », ou encore le « microbiote ». Ce sont des termes équivalents, mais *microbiote* est plus juste, car il fait référence à l'écologie de cette entité. Car, c'est un écosystème en soi. Sans compter que les bactéries n'ont rien de végétal, alors la dénomination de flore est trompeuse.

Mais à quoi sert le microbiote? On lui reconnaît trois grandes fonctions :

1) Il participe au métabolisme (vitamines, glucides, etc.).
2) Il représente une barrière protectrice pour la paroi intestinale.
3) Il régule la réponse immunitaire.

Notre corps contient dix fois plus de cellules microbiennes que de cellules humaines. Fait encore plus intéressant, toutes ces cellules contiennent cent fois plus de gènes que ne peut en contenir le génome humain. On soupçonne qu'environ 10 % de tous nos métabolites auraient un ancêtre microbien[12]. Cette relation mutualiste entre les humains et les cellules microbiennes serait en fait un processus qui évoluerait constamment. Les bactéries en retireraient des nutriments et fourniraient en retour des atouts métaboliques et physiologiques importants à notre survie. De plus, les bactéries seraient en quelque sorte nos professeures en matière d'immunité. Ce serait elles qui enseigneraient à nos cellules intestinales à produire les bons anticorps pour nous adapter à un environnement donné et nous adapter également à tolérer notre propre flore et à la distinguer des envahisseurs. Ce ne serait donc pas les maladies infectieuses nous ayant affligés au fil des siècles, mais bien les milliards de bactéries qui nous accompagnent depuis des milliers d'années qui éduqueraient notre système immunitaire. Tout cet apprentissage se produirait surtout sur le plan de notre muqueuse intestinale. On comprend maintenant mieux le rôle du microbiote et on ne considère plus ce dernier comme passif, mais bien comme un organe en soi avec des fonctions bien plus importantes qu'on l'aurait imaginé. On réalise aussi que chaque microbiote humain est unique, quoique les microbiotes comportent certaines similarités.

L'analyse du microbiote intestinal nous révèle plus de 1150 espèces de bactéries dont la majorité est représentée par des familles de bactéries dont le groupe des Firmicutes (50-75% des bactéries totales de l'intestin représenté principalement par les Clostridia, les Bacilles et les Streptococcus). Viennent ensuite les bactéroïdes (10-50%), Actinobactéries (1-10%) et Protéobactéries (<1%[13]). Ces bactéries sont plus ou moins abondantes, selon la région du tube digestif.

Tableau 1 Le contenu et la composition de la microflore dans différentes parties du tube digestif humain en santé

Parties du tube digestif	On y retrouve surtout...	Nombre dans l'intestin	Nombre à la surface (paroi)
Bouche	Streptococcus (60-90%), Lactobacillus, Bifidobacterium, Propionibacterium,Bacteroïdes, Actinomyces	1-10 milliards	1000- 10000 milliards
Estomac	Lactobacillus résistantes aux acides, Streptococcus, Staphylococcus	100-1000	100 000 – 1 million
Intestin proximal	Streptococcus, Lactobacillus, Enterococcus, Bifidobacterium, Escherichia	1000-100 000	100-1000 milliards
Intestin distal	Lactobacillus, Escherichia, Enterococcus, Bacteroïdes, Bifidobacterium	0,1-100 milliards	100-10 000 milliards
Colon	Bacteroïdes (90-95%) Bifidobactérium,Lactobacillus, Propionibacterium, Escherichia, Enterococcus (5-10%)	1000 à 10 000 milliards	100-10 000 milliards

Source : Traduction libre de Kobyliak et coll[14].

Quand on compare les bactéries intestinales de gens provenant de milieux ruraux avec celles des citadins on remarque des similarités entre les individus provenant de mêmes environnements. Dès notre naissance, nous sommes soumis à une ménagerie de microbes, par l'accouchement et l'allaitement. On a même trouvé des bactéries dans le placenta, et cette population bactérienne ressemblerait étrangement à celle que l'on retrouve dans la bouche. Les bactéries de la mère voyageraient-elles dans la circulation sanguine? C'est une hypothèse que les chercheurs considèrent sérieusement[15].

Les membres d'une même famille ont donc un microbiote qui a plus de chance de se ressembler non seulement parce qu'ils sont issus de la même lignée, mais aussi parce qu'ils sont en contact avec les mêmes bactéries dans leur environnement immédiat. Les changements qui surviennent sur le plan de l'environnement affectent notre microbiote, mais qui dit *environnement* dit également *alimentation*. L'alimentation des membres d'une même famille a quand même tendance à comporter des similitudes. Il en est de même pour une culture donnée. Nous ne mangeons pas la même chose que les habitants des tribus isolées.

Quand les bactéries bénéfiques perdent du terrain par rapport aux bactéries nocives, c'est la dysbiose. Cette dérégulation produit une réponse immunitaire qui mène à l'inflammation, et je tenterai de vulgariser le mieux possible les processus impliqués.

Il semble que la dysbiose soit un dénominateur commun de plusieurs maladies inflammatoires, dont les spondylarthropathies. Certaines bactéries comme les Firmicutes protègent contre l'inflammation et favorisent plutôt la tolérance du système immunitaire (par conséquent l'activation de Treg). Lorsque les Bactéroïdes prédominent sur les Firmicutes, l'état inflammatoire est favorisé. Nous commençons tout juste à apprécier les relations complexes entre le microbiote et la régulation immunitaire essentielle à la santé. Nous ne sommes pas encore capables d'établir clairement un lien de cause à effet. Plusieurs questions demeurent sans réponse, rendant difficile l'application de ces connaissances en ce qui a trait au développement de thérapie pour traiter les spondylarthropathies. Et puisqu'il n'est pas encore clair si la dysbiose est causée par les maladies inflammatoires de l'intestin ou si ce sont les maladies inflammatoires qui causent la dysbiose, l'avancement des pistes de solution est freinée... Les deux scénarios sont concevables actuellement. Il est probable que les deux scénarios s'appliquent effectivement. Nous savons que la réponse immunitaire est capable de modifier le milieu intestinal et que le milieu intestinal influence la réponse immunitaire. Mais qu'est-ce qui peut produire le dérèglement à l'origine?

La découverte des antibiotiques est bien sûr un facteur important dans cette guerre aux microbes. Certains chercheurs qui trouvent cette situation préoccupante et craignent que notre race ne s'adapte pas à cette transition se consacrent donc à sauvegarder des échantillons afin de préserver certaines populations microscopiques ancestrales d'une extinction complète. Ils se préparent à l'éventualité où nous devrons recoloniser nos intestins pour rétablir notre santé collective. On voit déjà la mode des probiotiques bien installée dans nos pharmacies et on voit même apparaître de plus en plus dans la littérature scientifique le concept de greffe fécale pour soigner certaines maladies. Cette approche expérimentale est peu attirante, certes, mais après des siècles où l'humain s'est dévoué à éliminer les microbes, il est possible que nous soyons effectivement allés trop loin et que notre insouciance environnementale ait des répercussions sur le plan macro, mais aussi micro. On coupe des arbres, on élimine des microbes, on rase tout sur notre passage depuis trop longtemps pour que cela ne porte pas ultimement à conséquence.

La hausse des maladies inflammatoires de l'intestin et des maladies auto-immunes en général est un signe avant-coureur qui devrait nous interpeller et nous pousser à agir, en prévention, plutôt que d'attendre la catastrophe. Car, nous avons, encore aujourd'hui, la possibilité de faire un retour en arrière et de choisir ce que nous acceptons de consommer, et sa provenance.

Toutefois, devant l'abondance d'informations qui circulent actuellement sur le microbiote, il est important de reconnaître que toutes les études citées par les médias ne sont pas nécessairement vérité de La Palice.

Dans un éditorial publié dans *Nature* (sous le titre “Microbiome Science Needs a Healthy Dose of Skepticism”), William Hanage[16], épidémiologiste de Harvard, suggère donc quelques questions à se poser au sujet des études relatives au microbiome avant de sauter aux conclusions :

1) Quand on décompte des bactéries, mesure-t-on quelque chose de vraiment significatif? Car, les analyses du microbiome reposent

surtout sur la détection des gènes des bactéries, dont le 16sr RNA. On extrapole peut-être un peu trop en présumant que la bactérie est présente et efficace parce que le gène était présent...

2) Y a-t-il une corrélation ou est-ce un lien de cause à effet? Actuellement, on assiste souvent à de simples corrélations. Celles-ci n'expliquent pas nécessairement les mécanismes en cause.

3) À quel point l'expérience reflète-t-elle la réalité? Par exemple, est-ce que, quand on a réussi à modifier le microbiome, cela produira nécessairement un effet sur la santé? Ou encore, ce que l'on observe sur des souris se vérifie-t-il sur l'humain?

Toutes ces questions sont justifiées et doivent nous faire éviter de nous précipiter à recommander d'emblée à tout un chacun d'avaler telle ou telle souche de microbe. Les études expérimentales sur l'humain sont peu nombreuses, et avec raison.

Les armes : les médiateurs de l'inflammation

Les cytokines (du grec *cyto*, « cellules », et *kinos*, « mouvement ») sont de petites glycoprotéines. Elles sont en quelque sorte les hormones du système immunitaire. Mais, contrairement aux hormones proprement dites, elles ne sont pas libérées par les cellules lorsque celles-ci sont au repos. Pour être synthétisées, elles doivent être activées par des signaux. En plus d'être impliquées dans la régulation des fonctions immunitaires, elles interviennent aussi dans l'hématopoïèse*, le métabolisme, etc.

La plupart du temps, on attribue un numéro aux cytokines, qui correspond à leur ordre de découverte, d'IL-1 à IL-35. (Il y a 35 interleukines connues à ce jour.) Quelques-unes ont gardé leur nom initial parce qu'elles sont particulières. C'est le cas des TNF et des interférons.

* Formation des cellules du sang.

J'ai échangé avec des centaines de spondylarthritiques depuis mon diagnostic. Chaque personne vit sa spondylarthrite différemment. Même au sein d'une même famille, les symptômes diffèrent. Pourtant, cela semble simple : l'inflammation crée de la chaleur, de la rougeur, de l'enflure et de la douleur. Mais non, ce n'est pas simple. Pour ma part, je n'ai jamais eu d'enflure. Ma fille, toutefois, enflera des orteils le lendemain, après avoir mangé du gluten. Mon autre fille n'a aucune enflure, mais des douleurs aux jambes l'empêcheront ultimement de faire toute activité physique et elle aura des éruptions cutanées sur les avant-bras et les jambes sous forme de dermatite typique de la maladie cœliaque. Mon oncle avait du psoriasis à la grandeur du dos et des douleurs lombaires qui le poussaient à marcher toute la nuit, incapable de dormir. Il n'a jamais eu de traitement pour sa douleur, que des antipsychotiques pour sa « condition mentale ». Ma grand-mère a eu mal aux jambes et a eu de l'enflure pendant la moitié de sa vie et marchait des kilomètres tous les jours malgré son âge avancé. Elle n'endurait pas d'être assise bien longtemps. Elle disait qu'elle allait « cramper » si elle restait inactive. Ma mère et ma tante ont mal aux jambes, l'une se soulage en marchant, l'autre ne peut plus sortir à cause de ligaments qui ont fini par déchirer, mais aussi à cause de diarrhées chroniques. Toutes ces personnes n'ont pas de diagnostic de spondylarthrite ou de maladie cœliaque clair, mais souffrent évidemment de conditions faisant partie de la même famille des spondylarthropathies.

Libérées à la suite de l'activation des macrophages et des cellules dendritiques, les cytokines déclenchent la réaction inflammatoire (cytokines pro-inflammatoires). Elles agissent sur la paroi des capillaires sanguins, entraînant leur dilatation (vasodilatation), avec comme conséquences l'augmentation locale du volume du flux sanguin et la diminution de sa vitesse. Cela explique la rougeur et la chaleur, caractères macroscopiques de l'inflammation. Les cytokines provoquent une augmentation de la perméabilité vasculaire, entraînant une fuite de plasma sanguin dans le tissu infecté, d'où l'œdème (enflure). Les cytokines agissent sur la paroi des capillaires et sur des leucocytes (polynucléaires et monocytes) provoquant l'adhésion de ceux-ci à la paroi puis leur passage entre les cellules de la paroi : c'est la diapédèse. L'ensemble de ces actions a pour effet de recruter et de regrouper des cellules phagocytaires (macrophages, cellules dendritiques, polynucléaires) sur le plan du site affecté.

Pléiotropisme

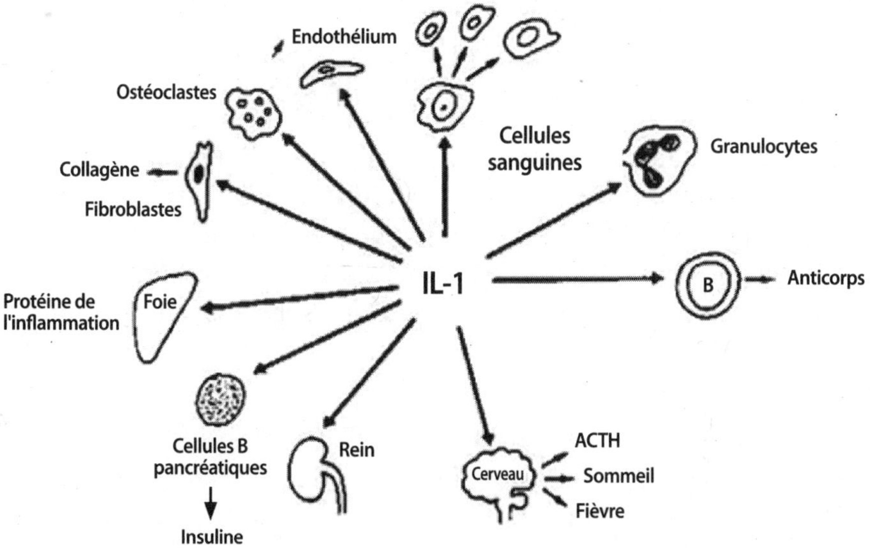

Les cytokines ont des effets sur plusieurs organes et cellules en même temps.

Redondance

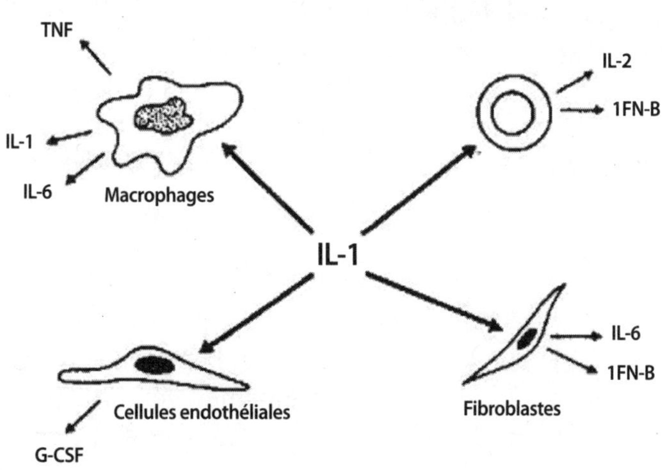

Les cytokines interagissent entre elles.

Vulgariser la science des cytokines est difficile, car ces dernières agissent « en cascade » et une cellule donnée produit le plus souvent plusieurs cytokines distinctes. La figure précédente montre l'action d'une seule cytokine, l'IL-1, sur plusieurs cellules. Les cytokines manifestent deux propriétés qui confèrent à notre organisme une prime d'assurance. Le pléiotropisme et la redondance. Le pléiotrophisme est cette qualité des cytokines à pouvoir produire le même effet biologique sur des cellules complètement différentes. La redondance est que des cytokines différentes peuvent avoir des effets identiques. C'est pourquoi il est très difficile de mesurer l'effet inflammatoire ou anti-inflammatoire d'une substance quelconque. Tellement d'interactions se superposent.

Il y a plusieurs façons de classer les cytokines. Si on les classe selon le type de réponse immunitaire à laquelle elles participent, nous en obtenons quatre types :

1) Les cytokines de la réponse immunitaire : contiennent la quasi-totalité des interleukines et les TNF.

2) Les cytokines antivirales, ou interférons.

3) Les cytokines de l'hématopoïèse, dont les facteurs de croissance CSF (*colony stimulating factor*).

4) Les cytokines de l'inflammation : comprennent les cytokines pro-inflammatoires (IL-1, TNF, IL-6) et anti-inflammatoires (IL-1RA, IL-10 et TGF-B).

Ces cytokines peuvent agir sur différents tissus, donc créer différentes maladies auto-immunes. Pour chaque maladie, il s'agit d'une cascade de cytokines différentes qui agissent sur différentes cellules. Nous connaissons les mécanismes généraux, mais nous sommes loin d'avoir identifié tous les facteurs impliqués, et ce, pour la plupart des maladies. Mais, pour illustrer comment les cytokines agissent dans la pathogenèse de l'arthrite, la figure suivante présente comment l'IL-26 (une cytokine impliquée dans la polyarthrite rhumatoïde) est sécrétée par le synoviocyte et va à son tour influencer le monocyte à produire d'autres cytokines. Ces cytokines enverront le message au lymphocyte infiltrant l'articulation de se transformer en cellule pro-inflammatoire pour ainsi contribuer à la chronicité de la maladie.

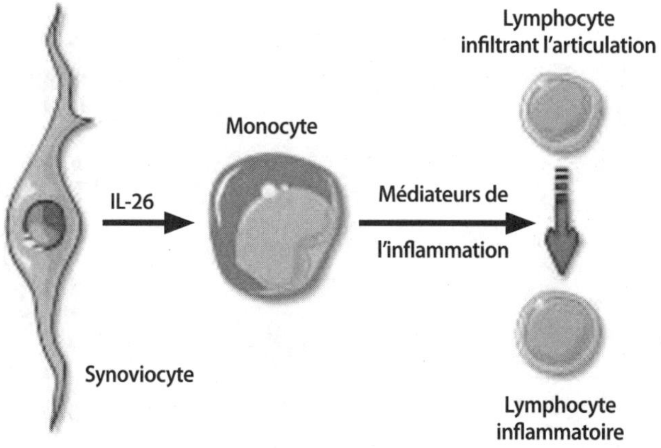

Source image : Crédits :Thérèse Rosset, prise sur http://www.univ-angers.fr/fr/recherche/actualites/polyarthrite-rhumatoide.html.

Les cytokines agissent de trois façons :

1) Le mode autocrine, quand la cytokine agit sur des cellules du même type que celles qui l'ont produite.

2) Le mode paracrine, quand la cytokine agit localement sur un autre type de cellule que la cellule productrice.

3) Le mode endocrine, quand la cytokine agit à distance sur une cellule cible. C'est le mode d'action en jeu dans l'inflammation. C'est pourquoi on appelle les cytokines les « hormones de l'inflammation ».

Cytokine	Cellule qui la produit	Effet principal	Cellule cible
IL-1	Monocyte Macrophage Fibroblaste Cellule épithéliale Cellule endothéliale Astrocyte	Molécule costimulatrice Activation (inflammation) Fièvre Acteur de la phase aiguë	Cellule T; cellule B Cellule endothéliale Hypothalamus Foie
IL-2	Cellule T; cellule NK	Croissance Activation	Cellule T Cellule B Monocyte
IL-3	Cellule T	Croissance et différenciation	Progéniteur de la moelle osseuse
IL-4	Cellule T	Différenciation en cellule Th2 Croissance Activation et croissance;	Cellule T naïve Cellule T Cellule B
IL-5	Cellule T	Croissance et activation	Cellule B Éosinophile
IL-6	Cellule T; macrophage; fibroblastes	Molécule costimulatrice Croissance (chez l'homme) Acteur de la phase aiguë	Cellule T; cellule B Cellule B mature Foie
Famille de l'IL-8	Macrophage; cellule endothéliale plaquette	Activation et chimiotactisme	Neutrophile
IL-10	Cellule T (Th2)	Inhibe l'activité APC Inhibe la production de cytokines	Macrophage Cellule T
IL-12	Macrophage; cellule NK	Différenciation en cellule Th1	Cellule T naïve
TNF alpha	Macrophage; cellule T	Similaire à l'IL-1	Similaire à l'IL-1

Source : www.microbiologybook.org/French-immuno/immchapter13.htm.

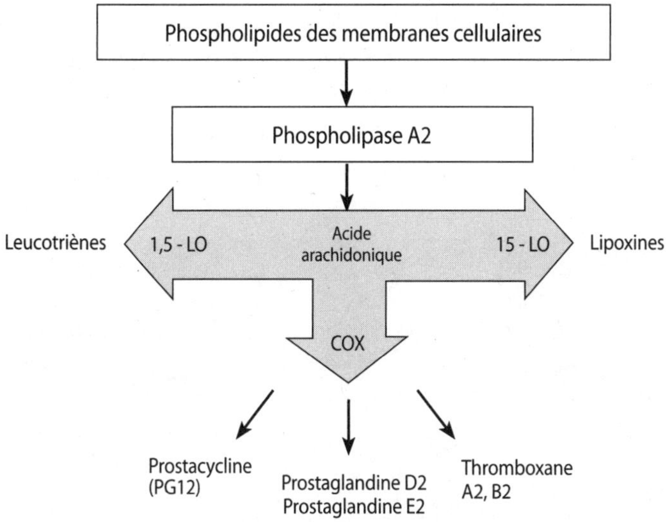

D'autres médiateurs d'inflammation importants sont les radicaux libres et les eicosanoïdes. Les eicosanoïdes sont des composés tous dérivés de l'acide arachidonique. Les eicosanoïdes sont en fait des chimiokines qui attirent les neutrophiles et les macrophages vers les tissus ciblés ou qui causent la dilatation des vaisseaux et leur perméabilité, facilitant l'arrivée des leucocytes sur le site de l'inflammation. Divers eicosanoïdes jouent divers rôles :

- La prostaglandine (PG) E2 et la PGI2 agissent sur les fibres musculaires lisses des vaisseaux : vasodilatation, augmentation de la perméabilité, œdème.
- La PGE2 facilite l'action des médiateurs de la douleur. Elle inhibe l'activité des lymphocytes T suppresseurs, augmente la production d'immunoglobulines, diminue la production d'IL-2 par les lymphocytes.
- Le leucotriène B4 est le plus important des leucotriènes. Ils sont impliqués dans l'asthme.
- Le thromboxane A2 entraîne une vasoconstriction et favorise l'« agrégabilité » des plaquettes.

Il est important de noter que toute cette production d'eicosanoïdes est possible grâce à l'action d'enzymes dont nous traiterons plus amplement aux sections ultérieures, car c'est souvent sur ces enzymes que les agents anti-inflammatoires agissent, qu'ils soient pharmacologiques ou alimentaires.

Les femmes et les hommes atteints de spondylarthrite ankylosante n'ont pas la même symptomatologie. On a longtemps cru que c'était une maladie réservée aux hommes, d'ailleurs. C'est que les femmes n'ont pas tendance à subir de fusion de leurs articulations, alors que chez l'homme, la maladie se déclare habituellement plus tôt et les fusions se manifestent plus tôt dans la vie, laissant des traces à la radiologie qui permettent le diagnostic clair, contrairement aux femmes. La posture « cyphotique » typique des bossus est une manifestation classique de la spondylarthrite ankylosante à un stade avancé. De nos jours, grâce au traitement, peu de gens se rendent à cette fusion généralisée des vertèbres, et quand c'est le cas, c'est qu'ils n'ont pas eu leur diagnostic assez tôt pour la prévenir ou qu'ils ont reçu une piètre prise en charge médicale. Les femmes sont plus susceptibles aux douleurs périphériques (autre que la colonne vertébrale) qu'axiales (colonne vertébrale). On pourrait croire que c'est une bonne nouvelle pour les femmes « spondy ». Mais, la fusion est le processus de réparation des tissus qui vient stopper l'inflammation. Elle limite énormément la mobilité, mais le brasier s'atténue. Pour la plupart des femmes, aucune fusion ne viendra à leur secours, elles sont condamnées à enflammer toute leur vie, bien souvent sans diagnostic, ou ayant reçu un diagnostic bien après qu'on leur a prescrit des antidépresseurs, d'autres médicaments qui sont prescrits plus souvent aux femmes. Il y a donc des différences marquées entre la spondylarthrite ankylosante version masculine et féminine, tant dans les sensations que dans le soutien qui leur est offert.

Les radicaux libres sont produits par les cellules phagocytaires. Quand elles sont activées, ces cellules produisent des dérivés toxiques de l'oxygène pour détruire le pathogène. Les radicaux libres sont potentiellement toxiques pour toutes les cellules, capables de désorganiser les membranes cellulaires et de favoriser leur destruction. Il en existe plusieurs. Le plus impliqué dans l'inflammation est le monoxyde d'azote (NO), un radical libre produit par l'action d'une famille d'enzymes : les NO synthases (NOS). Le NO entraîne un stress oxydatif, mais possède aussi des propriétés inflammatoires, causant donc la vasodilatation, l'œdème et la rougeur.

Le remodelage tissulaire

Bien sûr, après une attaque, il y a la reconstruction. Plusieurs processus permettent cela, et le système immunitaire n'a pas l'exclusivité de ce rôle. La réparation des tissus est par contre favorisée par certaines cellules immunitaires. Le lysozyme des macrophages, qui contient des enzymes comme l'urokinase, la collagénase, l'élastase ainsi que les métalloprotéinases, dégrade les protéoglycanes de la paroi bactérienne (directement accessible sur les bactéries à Gram positif). Il détruit la matrice extracellulaire, ce qui favorise le remodelage tissulaire, et facilite ainsi la migration des cellules immunitaires vers le site enflammé. Le lysozyme est ce qui favorise l'angiogenèse (fabrication de nouveaux vaisseaux sanguins) en déclenchant la libération de cytokines spécialement conçues pour induire la prolifération et la migration des cellules endothéliales.

CHAPITRE 3

LES DOMMAGES COLLATÉRAUX

Comment diagnostiquer l'arthrite?

Quand on tente d'évaluer le niveau d'inflammation d'une personne par son sang, la seule chose que nous pouvons mesurer, c'est ce qui voyage dans ce liquide. La vitesse de sédimentation (VS) nous révèle le niveau d'inflammation en phase aiguë seulement, car celle-ci se produit au début de la réaction inflammatoire. La CRP est une protéine de la réaction inflammatoire à cinétique encore plus rapide que la VS. C'est une protéine hépatique dont la synthèse est sous le contrôle de l'IL-6 et qui connaît des variations de concentration très importantes. Sa demi-vie biologique est courte, de l'ordre de huit à douze heures. Au cours d'un syndrome inflammatoire aigu, la CRP augmente plus précocement que la VS. En fin d'inflammation, la CRP diminue plus rapidement que la VS. C'est dire que la CRP seule ne permet pas d'orienter de façon fiable le diagnostic vers une pathologie inflammatoire ou une pathologie infectieuse. Les données cliniques sont plus importantes.

Le sang d'une personne en état d'inflammation chronique peut s'accompagner de certaines anomalies, dont une augmentation du nombre de plaquettes circulantes. Dans le cas de la polyarthrite rhumatoïde, on voit parfois augmenter les leucocytes (globules blancs), mais cela est plutôt typique d'infection que d'inflammation.

On détecte aussi parfois l'inflammation en démontrant une anémie typique de la condition inflammatoire, donc avec une baisse de l'hémoglobuline, du VGM, du fer sérique, de l'albumine et de la transferrine, mais contrairement aux autres anémies, comme celle d'origine nutritionnelle, la ferritine sera augmentée et non pas diminuée.

La formule sanguine permet aussi de donner un aperçu de l'état protéique d'un patient. Le décompte des protéines plasmatiques donne cinq fractions, chacune d'entre elles contenant des protéines intervenant dans les mécanismes de l'inflammation. Il y a l'albumine, et quatre types de globulines (alpha1, alpha 2, bêta et gamma). On peut conclure à une inflammation sévère si l'on voit une baisse de la fraction *Albumine* des protéines sanguines. L'élévation de la fraction 1 est observée lors d'un processus inflammatoire à son début, tandis que l'augmentation des 2 évoque un syndrome inflammatoire constitué.

Quand on pense à l'arthrite, on pense à sa forme plus connue, l'arthrite rhumatoïde, celle où la croissance incontrôlée des tissus synoviaux des articulations crée des difformités et une perte de mobilité. Ça ne me ressemblait pas. La spondylarthrite ankylosante est beaucoup moins connue, car elle fait partie des arthrites appelées « séronégatives », c'est-à-dire celles qui ne laissent aucun signe nous permettant de la diagnostiquer à partir des analyses sanguines. Tous les tests habituellement utilisés pour détecter l'inflammation, comme c'est le cas de l'arthrite rhumatoïde, restent négatifs. Pour cette raison, c'est une condition largement sous-diagnostiquée.

Des analyses normales signifient que nous n'avons pas trouvé le problème, mais pas qu'il n'y a rien à trouver. La fausse conclusion est trop souvent qu'il n'y a pas d'arthrite et qu'il doit donc s'agir d'un enjeu psychosomatique, ou encore de fibromyalgie, une autre maladie « fourre-tout » qui finit par regrouper toutes sortes de patients avec toutes sortes de tableaux cliniques variés, dont des arthritiques. Si la spondylarthrite ankylosante ne laisse pas de traces dans les formules sanguines, la radiologie, le premier test prescrit quand quelqu'un a mal, est également un très mauvais outil de diagnostic pour la spondylarthrite, car les séquelles radiologiques sont souvent absentes durant plusieurs années et n'apparaissent clairement que quand la maladie a déjà trop évolué.

Les cytokines pro-inflammatoires comme les TNF-α et IL-1β sont celles qui dégradent le cartilage et produisent ainsi l'apoptose dans les chondrocytes des maladies dégénératives telles l'arthrite rhumatoïde et l'ostéo-arthrite. C'est dans les chondrocytes, les macrophages et les synoviocytes que les facteurs pro-inflammatoires NF-kb sont sécrétés, qui à leur tour favorisent la production de cytokines et des enzymes telles que la COX-2. Les prostaglandines produites par ces enzymes sont celles qui attaquent directement le cartilage et produisent l'inflammation. Dans les arthrites non déformantes, telles les spondylarthropathies, l'atteinte du cartilage n'est pas la cible principale des facteurs pro-inflammatoires, car ce sont les tissus spongieux qui sont ciblés. Mais, l'inflammation est tout à fait présente.

La résonance magnétique est donc l'examen de choix, mais celle-ci s'avère coûteuse et les médecins prescrivent donc cet outil diagnostique avec parcimonie. Chose certaine, pour diagnostiquer l'arthrite, plus particulièrement les spondylarthropathies, il faut voir plus loin que les prélèvements sanguins, d'où l'importance que quiconque souffre de douleur chronique soit évalué au moins une fois par un rhumatologue avant de conclure à l'absence d'inflammation. Car, c'est une maladie bien réelle qui ne lâche jamais. Le diagnostic prend des années. Et parce qu'elle ne crée pas de difformités ni de perte de mobilité pour la plupart avant plusieurs années sans traitement, la douleur semble invisible aux yeux des autres. Elle est donc largement sous-diagnostiquée. Vous n'avez pas l'air arthritique, même votre partenaire de vie ne vous croit pas. On en vient à croire effectivement que c'est dans notre tête et il devient très tentant de prendre les antidépresseurs prescrits par le médecin parce que chaque visite médicale se solde effectivement par des pleurs. Surtout quand ce médecin ne vous croit tout simplement pas.

Un sujet chaud

Il n'y a pas que dans l'arthrite où l'inflammation semble s'imposer comme cause sous-jacente et rend donc le diagnostic difficile. On parle d'inflammation dans les problématiques respiratoires, cardiovasculaires, dermatologiques et même l'autisme et l'Alzheimer. L'obésité est aussi de plus en plus démontrée comme associée à de nombreuses maladies inflammatoires chroniques et plusieurs cancers, dont les cancers digestifs.

Tout comme dans l'obésité, le syndrome métabolique est également relié à des marqueurs d'inflammation chroniques qui amènent à leur tour des taux circulants de cytokines et de CRP élevés. Ce lien est assez clair pour maintenant pouvoir considérer une CRP élevée comme un facteur prédicteur du syndrome métabolique. L'inflammation chronique prolongée met donc la table pour le cercle vicieux de la résistance à l'insuline, l'intolérance au glucose et les taux anormaux de lipides sanguins typiques du syndrome métabolique.

On retrouve les mêmes processus dans le diabète et l'athérosclérose. Dans le cas de l'athérosclérose, c'est l'accumulation continuelle de globules blancs sur les parois des vaisseaux sanguins qui stimule la sécrétion de cytokines pro-inflammatoires. Les macrophages autour réagissent alors en engouffrant les fragments de lipides circulants, causant ainsi la formation de plaques qui bloquent et endommagent les vaisseaux. Ces plaques peuvent en venir à se détacher, causant ainsi ce que l'on appelle communément la « crise cardiaque » ou l'« accident vasculaire cérébral ».

Dans toutes sortes de conditions inflammatoires, le risque de cancer est augmenté, notamment le risque de cancer du côlon chez les personnes atteintes de maladies inflammatoires de l'intestin, la colite ulcéreuse et la maladie de Crohn. Comment l'inflammation mène-t-elle au cancer? Il semble que les macrophages, qui aident à combattre l'infection et à réparer les tissus, se mettraient à agir de façon incontrôlée en situation chronique d'inflammation. Les molécules hautement réactives sécrétées par les macrophages dans ces conditions sont toxiques pour l'ADN, causant des mutations. Les cytokines pro-inflammatoires comme les IL-1 et TNF alpha enfreindraient cette réparation de l'ADN et favoriseraient la croissance des tumeurs et le développement de métastases.

Il ne fait donc aucun doute que l'inflammation est à la base de la plupart des maladies chroniques de notre siècle et que notre répandue conception trop étroite de l'inflammation doit être élargie.

Désordres en augmentation pour lesquels il existe une évidence raisonnable concernant des liens avec les changements de notre écosystème microbien :	Désordres où l'inflammation est impliquée mais un lien avec les changements de l'écosystème microbien est encore à l'état de spéculation :
Maladies auto-immunes (sclérose en plaques et diabète type 1)	Athérosclérose
Maladies inflammatoires de l'intestin (colite ulcéreuse, Crohn)	Désordres psychiatriques (dépression)
Conditions allergiques (asthme, fièvre des foins, eczéma)	Certains cancers
	Maladies dégénératives (Alzheimer et Parkinson)
	Diabète type 2

Source : Gill et al[17].

En résumé, notre organisme a prévu plusieurs types de protection pour se défendre et lorsque l'inflammation survient, cela peut être causé soit par le fait que les envahisseurs sont plus agressifs (les microbes nocifs), soit parce que l'armée ou la garnison est faible, ou le château n'est pas assez solide. Peu importe lequel de ces maillons démontre des signes de vulnérabilité en premier, l'inflammation a plus d'un tour dans son sac. Toute brèche dans ce système immunitaire où l'équilibre entre les différents agents de protection est crucial risque de porter préjudice à notre organisme.

Similarités entre la spondylarthrite ankylosante et les maladies inflammatoires de l'intestin, la maladie cœliaque et la sensibilité non cœliaque au gluten

On retrouve de l'inflammation intestinale visible chez 26 % des patients atteints d'arthrite psoriasique, chez 25 à 62 % des patients atteints de spondylarthrite ankylosante et chez 24 à 72 % des patients souffrant de spondylarthropathie non différenciée. Chez les personnes souffrant d'arthrite réactive, c'est chez 64 à 89 % d'entre elles que l'on retrouve une inflammation sur le plan intestinal[18]. C'est la plupart du temps une inflammation intestinale subclinique, donc une inflammation qui n'est pas apparente lors de prélèvement sanguin. Environ 67 % ont une inflammation visible lors de la coloscopie. Du côté des patients atteints de maladies inflammatoires de l'intestin, l'arthrite est le plus commun des symptômes des manifestations extra-intestinales. Ces manifestations se présentent avant l'apparition des symptômes intestinaux ainsi qu'à tout moment durant le cours de la maladie. Dans le cas de l'arthrite de la colonne, donc de type axial, les symptômes d'arthrite précèdent habituellement le début de l'inflammation de l'intestin de plusieurs années.

Il y a également plusieurs autres manifestations extra-intestinales qui sont présentes chez les patients atteints de maladies inflammatoires de l'intestin. On retrouve des atteintes oculaires, des manifestations dermatologiques, des troubles buccaux et des manifestations hématologiques comme l'anémie. Il y a également des problèmes rénaux, pulmonaires, neurologiques et cardiovasculaires qui peuvent être associés à cette maladie[19]. C'est donc dire que l'inflammation de l'intestin peut vraiment atteindre tous les systèmes. Au fond, par son rôle, l'inflammation chronique est rarement un phénomène localisé.

Il y a également une concordance génétique en ce qui a trait aux manifestations extra-intestinales des maladies inflammatoires de l'intestin de l'ordre de 70 % entre parents et enfants, et 84 % de concordance chez la fratrie. Les gènes impliqués sont nombreux.

On retrouve le HLA-B27, le card15, et plusieurs autres gènes plus nouvellement découverts.

Du côté de la maladie cœliaque, une arthropathie périphérique est présente dans 37 % des cas, une arthropathie axiale dans 29 % des cas et une combinaison de ces deux types d'arthropathie dans 25 % des cas. La présentation la plus commune est de type polyarticulaire, symétrique, et affectant les grandes articulations surtout. Ce type d'arthrite est non érosif et non déformant. Les arthropathies précèdent souvent les symptômes gastro-intestinaux dans la maladie cœliaque.

En ce qui a trait à la sensibilité non cœliaque au gluten, pour laquelle il n'y a pas de diagnostic fiable disponible à ce jour, on reconnaît divers symptômes d'inflammation, dont les stomatites aphteuses (les ulcères de la bouche), les douleurs articulaires, les dermatites, la fatigue chronique, etc. Comme avec la maladie cœliaque, les manifestations digestives ne sont pas toujours claires et peuvent varier d'un individu à un autre. Cette sensibilité toucherait environ 10 % de la population, alors que la maladie cœliaque toucherait 1 % des individus. Cette condition est de plus en plus étudiée et nous savons maintenant que les processus en jeu ne sont pas dépendants des HLA-DQ2 et DQ8 comme la maladie cœliaque, et que les anticorps anti-gliadine impliqués dans la maladie cœliaque ne sont pas en cause avec la sensibilité non cœliaque au gluten. D'autres anticorps, comme les anti-flagellines et des anticorps aux lipopolysaccharides seraient les marqueurs associés[20]. En gardant en tête que toutes ces conditions sont largement sous-diagnostiquées, si l'on englobe toutes les conditions digestives qui présentent des douleurs articulaires, dont la maladie cœliaque (1 %), la sensibilité non cœliaque (10 %), les maladies inflammatoires de l'intestin (0,6 %) incluant la maladie de Crohn et la colite ulcéreuse, ça commence à faire du monde…[21]

En 1980, Mielant (et coll.) a permis de découvrir que l'inflammation de l'intestin pouvait survenir même en l'absence de symptômes intestinaux[22] chez plus de la moitié des personnes atteintes de maladie cœliaque. Depuis, on ajoute à la liste de symptômes de la maladie cœliaque toute une panoplie de symptômes. Les douleurs articulaires sont listées comme des symptômes extradigestifs fréquents de la maladie. La sensibilité non cœliaque au gluten, difficile à distinguer de la maladie cœliaque seulement sur la base des symptômes, car elle affecte de multiples systèmes en même temps, est également associée à des douleurs articulaires. L'inflammation des sacro-iliaques ou des changements morphologiques (confirmé par des techniques d'imagerie médicale variées utilisées pour la recherche) sont présents chez 70 % des personnes atteintes de la maladie cœliaque, adhérant à la diète sans gluten stricte et ne manifestant pas de symptômes cliniques[23]. L'implication des sacro-iliaques est le critère diagnostique différentiel principal. Et, 70 %, ce n'est vraiment pas peu dire. Il y a clairement un lien entre la spondylarthrite et ce qui se passe dans le ventre. Cela est tout à fait logique, d'ailleurs, car l'intestin est en quelque sorte « assis » sur les sacro-iliaques, qui se trouvent juste en dessous, et la colonne vertébrale traverse pour ainsi dire le système digestif. Tous ces tissus sont irrigués par des vaisseaux sanguins qui sont tout près l'un de l'autre. Si les cytokines sont capables de voyager à l'extrémité supérieure du corps pour rejoindre le cerveau, elles sont certainement capables de descendre un peu plus bas.

Les personnes qui ont des affections digestives ont plus d'affections articulaires, et l'inverse est aussi vrai. Les personnes qui souffrent de douleurs articulaires ont plus souvent un intestin enflammé. Ce fait est démontré et reproduit par plusieurs études, dont celles dédiées aux pathologies de la famille des spondylarthrites, soit l'arthrite psoriasique, réactive et ankylosante. L'étude GIANT (*Ghent Inflammatory Arthritis and Spondylitis*) menée auprès de sujets qui nouvellement ont reçu un diagnostic de spondylarthropathie a révélé qu'une inflammation était présente sur le plan de l'intestin de 46,2 % des patients tout en étant asymptomatique. Dans 29 % des cas, cette inflammation était même chronique. Les indices de progression de la maladie (appelés « BASDAI ») qui incluent le degré de mobilité vertébrale et l'activité de la maladie étaient tous les deux associés à une inflammation de l'intestin sur le plan microscopique. Ceux qui étaient négatifs pour le gène HLA-B27 étaient plus prédisposés à développer une maladie inflammatoire de l'intestin en association avec leur spondylarthrite que ceux qui étaient positifs pour ce gène[24]. (C'était mon cas. Pas de diagnostic suite à ce test, mais un risque plus élevé que la composante intestinale entre en jeu dans ma douleur. Que j'aurais aimé voir cette information durant les années qui ont précédé mon diagnostic!)

À l'inverse, quand on étudie les patients atteints de maladies inflammatoires de l'intestin, 30 % ont des symptômes articulaires semblables à la spondylarthrite. Les uvéites, courantes chez les spondylarthrites, sont plus fréquentes chez les personnes atteintes de maladies inflammatoires de l'intestin. Chez les personnes atteintes de sensibilité non cœliaque au gluten, 40 % souffrent de douleurs articulaires. Ce symptôme est encore plus fréquent que les manifestations digestives. Serions-nous en train de parler de plusieurs versions différentes de la même maladie?

Je n'ai jamais su que je ne tolérais pas certains groupes d'aliments avant de souffrir d'arthrite, ou plutôt d'une sensibilité non cœliaque au gluten qui a évolué en arthrite. J'étais habituée à mon ventre tel qu'il était, ballonné en permanence. Pour moi, une petite selle très dure représentait la normalité. On me demandait si j'étais ballonnée, je disais que ma digestion était parfaite. C'était ma réalité. Et dans ma famille, tout le monde était constipé. Éliminer une fois par semaine, c'était la norme, alors je ne me trouvais pas si pire... Tout ce qui n'avançait pas dans mes boyaux, qui stagnait et causait cette inflammation, finissait par sortir au même rythme, sous sa forme usuelle, telle que je la connaissais. Avec les selles, nous avons rarement l'occasion de nous comparer, alors ce que nous évacuons devient notre normalité...

Les études de suivi de Mielant (et coll.) ont démontré une association claire entre l'intestin et les articulations, car la rémission de l'inflammation des articulations était accompagnée d'une disparition de l'inflammation intestinale, et vice-versa.

Cliniquement parlant, l'inflammation chronique de l'intestin a été démontrée comme un facteur aggravant de l'œdème des articulations des sacro-iliaques, à la résonance magnétique. Puis, une corrélation forte est observée entre la présence d'inflammation intestinale subclinique et le degré d'inflammation de la colonne vertébrale.

Ce n'est que par accident que la vie m'a forcée à modifier ma routine et que je me suis rendu compte à quel point l'alimentation entrait en jeu.

Durant la fin de semaine où j'étais confinée dans mon nouveau chalet loin de la ville, même pas encore meublé, pour attendre les livraisons de meubles et d'électroménagers, j'ai décidé que je pourrais bien survivre deux jours avec des fruits frais, des noix et du lait de soya en Tetra Pak habituellement réservé à ma fille allergique au lait. Cela m'apparaissait être une façon simple de survivre sans réfrigérateur ni restaurant durant deux jours. J'avoue qu'à cette période de ma vie, cuisiner n'était pas ma priorité, ni même rester en vie. Je passais mon temps à me dire intérieurement que je voulais disparaître. Pas pour mourir, mais pour ne plus sentir ce corps qui me brûlait sans répit, jour et nuit. J'ai mangé à ma faim de ces seuls aliments dans le but non pas de faire une cure, car en tant que nutritionniste contre toutes les formes de jeûne, je n'aurais jamais volontairement restreint mon apport, même dans le but d'améliorer ma santé. Je tenais mordicus à la variété, et je consommais allègrement les quatre groupes alimentaires en étant convaincue que c'était la meilleure chose à faire pour moi. Cette situation alimentaire exceptionnelle s'est présentée à moi « par pure coïncidence » (ou plutôt par « Dieucidence », car quelqu'un là-haut avait décidé que j'avais assez souffert et qu'il fallait qu'il me sorte de là, l'intervention humaine ayant royalement échoué!). Comme par magie, cette diète complètement farfelue m'a fait vivre les deux plus belles journées de ma vie. La chaleur incessante qui m'enflammait des genoux jusqu'au cou s'était subitement dissipée. Quelque chose de majeur s'était passé en moi, et il n'y avait eu qu'une seule chose qui avait changé : mon alimentation. Un mystère que je me suis empressée d'élucider dès mon retour de cette fin de semaine.

Parmi les maladies engendrées par l'inflammation, la plupart sont des maladies qui sont largement sous-diagnostiquées. La maladie cœliaque, même si nous en connaissons vraiment mieux les facteurs en cause, est encore sous-diagnostiquée. Les arthrites séronégatives sont largement sous-diagnostiquées. La maladie cœliaque ressemble à plusieurs autres maladies, dont l'arthrite, le syndrome du côlon irritable ou même la migraine. Les gens qui souffrent de ces symptômes sont parfois cœliaques sans le savoir, et l'inverse est aussi vrai. Mais, avant de savoir que l'on a une de ces maladies, il faut avant tout être conscient de leur existence et surtout de la portée des ravages qu'elles peuvent causer (une des raisons qui me motivent à écrire ce livre!). Mais, quand on a mal au dos, on va voir un chiro, quand on a des migraines, on va voir un neurologue, quand on a mal au ventre, on va voir un gastroentérologue, mais on ne fait pas de lien entre tous ces symptômes comme pouvant être créés par une seule et même maladie. Et, pour la plupart des gens, les services de deuxième ligne ne seront pas offerts, car c'est le médecin généraliste qui les dirige vers les spécialistes. Dans bien des cas, la douleur n'est pas reconnue comme justifiant une « référence ». Lorsque les tests usuels pour diagnostiquer la

Deux jours après le début de mon pseudo-jeûne involontaire, il n'y avait pas que ma douleur qui avait changé. Mon ventre avait ramolli dangereusement et mes selles étaient transformées. Devenues ridiculement faciles! Et j'avais l'impression d'avoir perdu 5 kilos! Ce ventre flasque et sans tonus en était presque traumatisant. Heureusement, ce changement étant accompagné d'un soulagement tellement important, je m'y suis habituée bien vite. Je ne savais pas encore en quoi mon alimentation pouvait me faire souffrir à ce point, mais je savais que ce que je venais de vivre changeait tout. Il fallait que je trouve ce que mon corps rejetait aussi violemment et manifestait par l'entremise de cette combustion perpétuelle. Une étape à la fois, les morceaux du casse-tête se sont mis en place. Après deux semaines d'une diète très simple sans aucun des allergènes potentiels, j'ai réintégré un groupe d'aliments à la fois. J'ai clairement su, à la reprise de la douleur tout aussi intense en dedans de quatre heures après une seule tranche de pain, que j'avais mis le doigt sur le vrai problème. Cela ne m'a pas enchantée, j'aimais tellement le pain! Mais, après quatre ou cinq cycles d'essais, d'exclusions et de réintroductions, j'ai dû me rendre à l'évidence. Je devais refaire ma vie, divorcer avec le pain, faire le deuil. Mais, comme dans bien des cas, une fois la peine d'amour passée, on se demande comment on a fait pour en endurer tant!

maladie cœliaque sont faits, soit les anticorps de l'IgA transglutaminase, on cherche la présence de gènes HLA de type DQ et si aucun de ces tests ne ressort positif, on présume que c'est dans la tête, au lieu de conclure qu'un examen plus complet par un spécialiste est requis. Pour l'arthrite, c'est la même chose. Quand la CRP et la VS sont normales, la conclusion habituelle est qu'il n'y a pas d'arthrite. La recherche des causes de la douleur s'arrête malheureusement souvent là. Il existe donc parmi nous des personnes qui souffrent d'arthrite, qui n'étaient au début que des intolérants au gluten dont le diagnostic est passé inaperçu, ou des patients de maladie cœliaque ou de sensibilité non cœliaque au gluten qui ont des douleurs articulaires comme symptômes. Mais, même en l'absence de diagnostic, la douleur est bien réelle.

Il se passe donc quelque chose sur le plan de notre intestin qui enclenche une cascade qui se rend jusqu'aux articulations. Chez les patients atteints de spondylarthrite ankylosante et leurs proches parents, on a démontré que la perméabilité intestinale était plus souvent augmentée[25]. Une paroi intestinale intacte devrait logiquement limiter les invasions de l'autre côté de la paroi. Cette hypothèse de la perméabilité intestinale est très populaire, car elle pourrait expliquer, du moins en partie, les processus en jeu. Et logiquement, si des antigènes microbiens peuvent traverser, cela pourrait expliquer leur présence dans les articulations. Une fois de l'autre côté de la paroi intestinale, ils rejoignent la circulation sanguine et rien ne les empêche alors de voyager un peu partout dans notre corps.

Plusieurs hypothèses sont encore débattues, car nous ne savons pas si c'est l'inflammation qui cause la perméabilité intestinale ou l'inverse. Il se peut également que ces deux processus soient causés par un même facteur. Tout ce que nous savons certainement, c'est que l'association inflammation et perméabilité intestinale existe et que ces deux phénomènes sont favorisés par la dysbiose et par la perte de qualité du mucus intestinal.

Concrètement, la perméabilité intestinale survient quand les cellules qui tapissent l'intestin, les entérocytes, se mettent à être attaquées par des facteurs extérieurs, certes, mais également par des messages provenant de l'intérieur, des mécanismes auto-immuns. Une fois qu'une brèche est causée par une dysbiose ou des agents pathogènes ou des substances mal tolérées, les cellules de l'immunité qui se logent juste en dessous de la bordure en brosse s'emballent et deviennent aptes à capter des antigènes qui ne devraient pas en principe traverser de ce côté. C'est le recrutement des cellules pour réagir à ces antigènes qui ont traversé qui vient altérer encore plus la muqueuse. C'est donc un cercle des plus vicieux qui s'installe... On « tolère » de moins en moins. Et ce n'est pas en mangeant de moins en moins que la tolérance s'améliorera. Il faut corriger le problème à la source. Retirer les substances incriminées qui n'étaient pas tolérées au début, et prendre soin de sa paroi intestinale est la priorité. Si vous pensez qu'un régime de plus en plus strict vous amènera la santé, détrompez-vous. Vous devez réintégrer tout ce que vous tolérez dès que possible. Le retrait injustifié nuit à votre santé intestinale. Nous y reviendrons plus loin.

Là où il n'y a pas de gènes...

Comment se fait-il que certaines personnes soient capables d'engouffrer des œufs avec du bacon, des rôties et des « crousti-patates » au restaurant tous les matins et qu'elles ne développent pas d'arthrite ni même de maladies inflammatoires de l'intestin ou que tout le monde soit exposé au gluten, mais que très peu de personnes deviennent cœliaques? C'est qu'il y a toute une question de génétique. Si on possède les gènes qui poussent nos cellules à réagir de façon exagérée aux risques de notre environnement, la cascade inflammatoire est déclenchée. Si on ne les possède pas, tout va bien, du moins jusqu'à ce que le corps flanche sur les autres plans, à force d'exposition à des conditions non favorables à la santé. On entend souvent parler du gène HLA-B27 comme étant relié aux spondylarthropathies. Pourtant, les études récentes démontrent qu'il ne s'agirait pas d'une association aussi forte qu'on l'aurait cru a priori[26]. Plusieurs personnes souffrant de spondylarthrite n'ont pas ce gène. En fait, l'évolution de la science nous a permis de constater qu'il s'agirait plutôt d'une « oligogénie » à la base de cette maladie, c'est-à-dire que plusieurs gènes seraient impliqués. C'est probablement le cas de plusieurs autres maladies de cette même famille comme la colite ulcéreuse et l'arthrite psoriasique. Il y a décidément plusieurs raisons qui contribuent à rendre le diagnostic difficile lorsque l'inflammation est en cause.

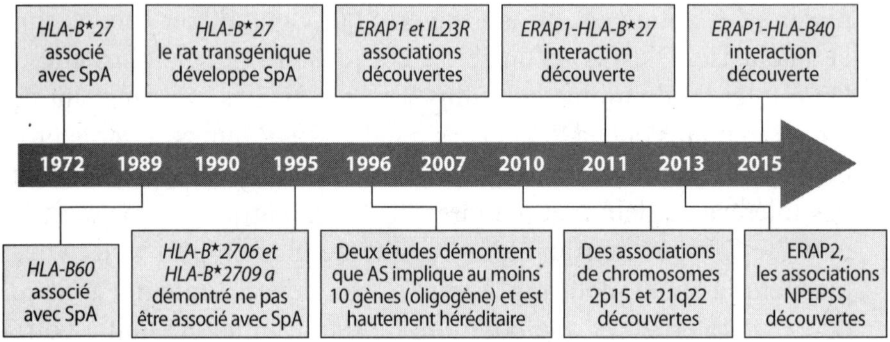

Historique des découvertes en génétique en lien avec les Spondylarthropathies.
Source : SpA Nature Reviews[27].

CHAPITRE 4

L'ALIMENTATION : ENNEMIE OU ALLIÉE?

«Une étincelle peut mettre le feu à la plaine. »

– PROVERBE CHINOIS

Quoique l'on reconnaisse le rôle important des microbes dans la création d'un environnement entraînant l'inflammation, il est difficile de dire précisément ce qui cause l'inflammation chez une personne spécifiquement. Les cellules immunitaires montent la garde contre des microbes, certes, mais également des aliments non tolérés, en produisant les mêmes médiateurs qui avertiront tout l'organisme qu'un agent envahisseur attaque le fort. Mais quel aliment sera considéré comme un envahisseur pour un individu donné? Nous savons que la tolérance est déterminée entre autres par les gènes et s'avère donc très individuelle. Il y a donc un danger à propager des modes alimentaires d'exclusion, comme c'est le cas pour le gluten ou le lait. Certaines personnes ne consomment pas d'aliments qu'elles pourraient consommer.

Mais, une faible proportion d'individus en consomme alors qu'elle ne le devrait pas. Quand une souffrance importante est ressentie et que l'on n'a aucune idée de la cause du problème, la voie de l'alimentation vaut la peine d'être explorée, car les mécanismes de l'inflammation décrits plus tôt s'appliquent à tout ce qui entre en contact avec le corps, et les aliments en font partie.

Une fois reconnues, les substances non tolérées engendrent alors la cascade d'évènements inflammatoires par les cytokines, comme il est expliqué aux sections précédentes. Ce sont elles qui envoient le message à notre organisme de passer *en mode* « immunité adaptative », autrement dit de convoquer l'équipe tactique de mercenaires qui ira directement attaquer l'envahisseur. Nous avons vu qu'il y a des cellules réceptrices pour ces cytokines un peu partout dans notre corps. L'inflammation due à un aliment peut donc attaquer localement la barrière intestinale, comme dans le cas de la maladie cœliaque, ou créer des symptômes plus diffus, comme la fatigue intense, les douleurs articulaires, des problèmes dermatologiques ou respiratoires. Il y a même des récepteurs de cytokines dans le cerveau. Comme l'équipe tactique prend de l'expérience, les réactions peuvent prendre de l'ampleur avec le temps. C'est le processus de chronicité qui est enclenché quand les réactions s'enveniment.

Notre mode d'alimentation transformée est impliqué dans l'augmentation de l'incidence des maladies inflammatoires. À certains égards, l'alimentation nord-américaine nous apporte trop de macronutriments, comme les gras, les protéines et les sucres, mais nous tendons à négliger toutes les choses qu'elle ne nous apporte pas. Parce que notre alimentation est très facile à digérer grâce à l'intervention des procédés industriels, il ne reste plus grand-chose pour nos bonnes bactéries. Il faut comprendre que les bonnes bactéries se nourrissent de tout ce que nous ne pouvons pas digérer, autrement dit les fibres. Le Nord-Américain moyen consomme moins de 15 g de fibres par jour, alors que plusieurs autres cultures réussissent à aller en chercher plus de 40 g grâce à une diète basée sur les trésors de la terre, dont les légumineuses. En Amérique du Nord, très peu de gens consomment les cinq portions minimales de fruits et légumes, et les légumineuses sont loin de faire l'unanimité sur le plan gastronomique.

Nous avons vu que les bactéries que notre intestin préfère sont celles de la famille des Firmicutes. Deux facteurs, entre autres, permettent d'entretenir ces bactéries commensales, soit la consommation de fibres de source végétale et les prébiotiques. On remarque que la diète occidentale est l'une des causes de la diminution de ces bactéries bénéfiques dans notre intestin. C'est comme si la diète occidentale reproduisait les effets d'une gastroentérite ou de la prise d'antibiotiques. Elle rase tout sur son passage, non pas en attaquant directement les firmicutes, mais en leur coupant les vivres.

Les prébiotiques, ces matières premières dont se nourrissent nos bonnes bactéries, sont essentiels à notre santé intestinale. Qu'arrive-t-il quand nous manquons de ces matières premières? Celles-ci n'ont d'autre choix que de trouver d'autres sources de nutriments dans la lumière de notre intestin : elles se nourrissent alors des glucides contenus dans notre propre mucus intestinal. Ce mucus, une substance gélatineuse qui nous protège physiquement et chimiquement, contient des sucres complexes que les bactéries peuvent utiliser en dernier recours. Quand ce mucus intestinal s'affaiblit, la paroi de notre intestin devient de plus en plus exposée. Cela augmente notre vulnérabilité à tolérer les bactéries nuisibles, virus et toxines, mais également les aliments.

Par ailleurs, nous mangeons également très peu d'aliments fermentés. C'est donc dire que pour entretenir une flore intestinale en santé, il faut littéralement manger des bactéries, ce que nous faisons de moins en moins. Dans notre culture aseptisée, on assiste à une réduction importante de notre exposition aux bactéries bénéfiques qui pourraient peupler notre intestin. Et la diversité, bien plus que le nombre total, est ce qui semble être le plus relié à la santé. Nous avons une flore moins variée et nous transmettons donc graduellement un héritage microbiologique de moins en moins intéressant à nos rejetons. Les bactéries bénéfiques sont littéralement en voie d'extinction. Notre ère est décrite comme annonçant l'une des grandes transitions épidémiologiques traversées par notre écosystème humain, au même titre que le fut l'avènement de la domestication des animaux qui ont bel et bien contribué à l'évolution de notre microbiote. Comment nous traverserons cette transition dépendra directement de nos politiques de prévention prises à moyen terme. Nous sommes à un tournant.

Quand on compare les diètes qui semblent aider plusieurs personnes sur le plan des maladies inflammatoires, on remarque un point en commun. La plupart produisent une baisse de consommation, voire une exclusion du gluten et du lait, ces protéines à poids moléculaires élevé. C'est le cas de la diète paléo, FODMAP, de rotation, hypotoxique et de plusieurs autres.

On remarque aussi que certaines traditions culinaires performent effectivement mieux en ce qui a trait à la prévention de l'inflammation. C'est le cas de la diète méditerranéenne et du végétarisme. À l'inverse, quand on compare différentes diètes en ce qui a trait à leur potentiel inflammatoire, la diète nord-américaine remporte la palme. D'après une étude où différents groupes d'aliments ont été classés selon leur habileté à faire augmenter les marqueurs d'inflammation, on retrouvait les catégories d'aliments suivantes : les boissons gazeuses sucrées, les produits céréaliers raffinés, les viandes transformées, les boissons gazeuses « diète ». Parmi les aliments qui semblaient protéger contre l'inflammation, on retrouvait le vin, le café, les crucifères, les légumes jaunes et les légumineuses[28]. Une étude réalisée en Chine semble fournir des résultats similaires. Dans cette étude, les légumineuses, les noix, les poissons et les algues étaient ressortis comme des facteurs de protection contre l'inflammation, tandis que les boissons sucrées et les quantités de gras et de sucres de la diète favorisaient plutôt la hausse de TNF alpha[29].

Est-ce la faute aux glucides?

La quantité de glucides consommée

Les diètes qui limitent la quantité de glucides dans l'alimentation sont basées sur l'hypothèse que les « maladies de la civilisation », comme l'autisme, le diabète, les maladies inflammatoires, sont causées par les différences marquées entre notre alimentation actuelle et celle de nos ancêtres de l'époque paléolithique. C'est que durant cette époque primitive, nous étions plutôt chasseurs-cueilleurs et l'idée de semer ne nous était pas encore venue à l'esprit. Nous consommions beaucoup plus de gras et de protéines, moins de glucides, quoique les fruits sauvages comme les baies aient toujours été disponibles. Les meilleurs gras, notamment les oméga-3, par la consommation d'animaux marins, étaient également plus accessibles. Cela répondait à nos besoins de l'époque, et peut-être que notre alimentation industrialisée a effectivement évolué trop vite pour que nous ayons pu nous adapter en tout point à toute cette variété de produits transformés basés principalement sur la culture du blé, sur le lait et l'huile de soya. Mais, il ne faut pas oublier que le cerveau de l'homme paléolithique était considérablement plus petit que le nôtre, et cela a forcément modifié la demande en glucides de notre cerveau. Notre cerveau s'est développé grâce à l'augmentation de la disponibilité des sources de glucides lorsque nous sommes devenus des semeurs sédentaires. Le blé de l'époque nous a permis de décupler nos capacités cérébrales à plusieurs égards.

Les glucides en eux-mêmes ne sont donc pas les coupables qu'il faut retirer à tout prix de notre alimentation. C'est le rythme effréné auquel notre alimentation a évolué qui rend celle-ci tellement plus complexe à assimiler. Les modifications génétiques des aliments, même la sélection génétique des meilleures espèces, les monocultures et les substances ajoutées dans le but de produire toujours plus pour moins cher satisfont les besoins du capitalisme, mais il est illusoire de croire que le corps de l'humain ait pu, en si peu de temps, s'adapter en développant exactement toutes les enzymes nécessaires pour digérer toutes ces nouvelles substances, présentées toutes en même temps. L'industrie fait l'éloge de tous ces aliments révolutionnaires et de la variété, alors que notre corps adore la simplicité. Il sait évoluer avec la nature, mais les évolutions actuelles sont plutôt des révolutions, et n'ont rien à voir avec la nature. Ce sont des raccourcis que, même avec la meilleure des technologies, notre corps ne pourra jamais prendre. Nos techniques d'élevage et de culture sont loin de produire le même type de viande que ce que Cro-Magnon pouvait retrouver dans la nature. Les viandes sauvages des bêtes actives dans la nature fournissent des types de gras plus sains que le bétail sédentaire qui nous est offert en barquettes de styromousse, notamment en ce qui concerne leur teneur en gras saturés et les oméga-3. Nous consommons plus de glucides, mais nous consommons beaucoup moins de plein de bonnes choses.

On a beau leur donner le nom que l'on veut, toutes ces diètes ont en commun le fait de modifier la répartition énergétique de façon à ce que le pourcentage total des calories provenant des glucides soit inférieur à ce qui est généralement recommandé, soit moins de 40 %. Mais, puisqu'il y était adapté, l'homme paléolithique n'était pas dans un état « cétogène » comme nous le sommes quand nous consommons moins de 40 % de glucides. Ses besoins en glucides étaient moindres à l'époque. Les corps cétogènes ont évolué afin de fournir une ressource de dernier recours pour éviter la mort cérébrale. Pas pour nourrir le cerveau jour après jour. Et leur fonction ne changera pas de sitôt, du moins pas sans que cela soit sans conséquence.

Certaines diètes populaires aujourd'hui vont même jusqu'à n'offrir que 20 % de glucides, encore moins que ce que mangeaient nos ancêtres, ce qui force le cerveau à puiser son énergie dans nos propres tissus corporels et aucun supplément de protéines en poudre ne pourra empêcher ce phénomène, sans quoi la mort s'ensuivrait. Notre cerveau a toujours priorité! Être coincé de la sorte n'a rien de rassurant pour le corps. Effectivement, nous avons besoin de ce carburant essentiel que sont les glucides, ultimement tous dégradés en glucose pour nourrir nos organes glucodépendants, dont le cerveau et les muscles. Sans glucides, il est bien possible qu'un cerveau réduise certaines activités et cause des baisses de concentration ou de l'irritabilité, et à long terme la hausse des maladies rénales, hépatiques, cardiovasculaires et du diabète. La « glucidophobie », qui est transmise surtout par l'industrie de l'amaigrissement en survalorisant les protéines, est populaire parce qu'elle se vend très bien. Mais, une diète restreinte en glucides comporte des effets néfastes sur l'humeur et est un facteur de risque important de dépression. Nos muscles en paient le prix également et les muscles sont tellement importants pour le maintien de la structure osseuse et des articulations, mieux vaut les nourrir au lieu de les épuiser, surtout lorsque l'on est arthritique! Ce n'est donc pas une avenue de choix pour réduire l'inflammation, ou pour personne d'autre d'ailleurs.

De plus, lorsqu'une diète est limitée en glucides, on limite forcément bien d'autres éléments. On se retrouve à prendre moins de fibres insolubles et plus de fibres solubles, car on consomme plus de fruits, de légumes, mais moins de produits céréaliers. Mais, les glucides étant limités, le répertoire des aliments permis diminue également, alors quand on mange moins de glucides, on mange forcément des aliments moins transformés, modifiant ainsi les types de gras consommés. C'est peut-être de cela que notre corps a besoin, tout simplement. De plus, en cuisinant plus, nous consommons peut-être plus d'oméga-3, car nous pouvons varier nos huiles. Ce n'est donc peut-être pas en fin de compte le fait de ne pas prendre de glucides qui aide, mais un autre de ces facteurs. Vous vous privez peut-être de tous les glucides, alors que vous n'avez pas de problème à les tolérer, ou vous n'êtes intolérant qu'à un seul type, par exemple le lactose. Ou en mangeant moins transformé, vous réduisez peut-être inconsciemment une protéine que vous tolérez mal, comme le gluten. Quand une approche aussi radicale que la diète cétogène ou hypotoxique fonctionne, avant de sauter aux conclusions, posez-vous la question : « Qu'est-ce qui n'est réellement pas toléré pour que cette diète me fasse du bien? » Ne jetez pas le bébé avec l'eau du bain en privant indûment votre corps de nutriments essentiels.

Le type de glucides consommé

Il semble que les diètes faibles en glucides ne réduisent pas les marqueurs d'inflammation quand les glucides qui restent sont des sucres rapides. L'index glycémique d'un aliment est relié à son contenu en fibres. Plus il y a de fibres, plus l'indice est faible, donc moins rapide est l'assimilation du glucide en question par notre organisme. Il y a aussi une notion de composition du sucre, car un sucre simple fait également augmenter la glycémie plus rapidement qu'un sucre composé, et ce, même si leur teneur en fibres est identique. Néanmoins, on reconnaît que chez des sujets diabétiques qui adhèrent à une diète ayant un indice glycémique élevé sans que l'on ait réduit la quantité totale de glucides, cela était plus efficace à réduire les marqueurs d'inflammation telle la CRP que la diète réduite en glucides, mais dont les glucides consommés n'étaient pas riches en fibres[30]. Se priver d'une bonne source de fibres, par exemple, en suivant une diète réduite en glucides, n'est donc pas une bonne idée.

Tous les glucides ne sont donc pas égaux. Nous en avons besoin, choisissons-les bien. Il est aussi essentiel d'en préserver une certaine variété afin de prévenir les carences, car ce groupe alimentaire fournit plusieurs micronutriments qu'il est difficile d'aller chercher autrement.

Au lieu de parler de teneur en glucides, ou d'index glycémique, on voit apparaître un nouveau concept : la notion de densité glucidique. Une nouvelle hypothèse serait que les glucides provenant de grains entiers riches en amidon ne seraient pas équivalents à ceux retrouvés dans les fruits ou les légumes. Des différences fondamentales dans la structure de ces glucides existeraient et leur confèreraient des propriétés bien différentes et celles-ci seraient reliées directement aux procédés de raffinage.

L'une des distinctions fondamentales entre ce que la nature a créé et ce que l'industrie a créé est que les produits industriels sont généralement acellulaires, en ce sens qu'il ne s'agit plus que d'une pâte de glucides dont on a retiré toutes les parois cellulaires. À la figure suivante, vous retrouvez la densité glucidique des aliments transformés en comparaison des aliments dits ancestraux ou en d'autres mots non transformés. Ces derniers sont habituellement ceux qui sont permis dans la diète dite ancestrale ou paléolithique.

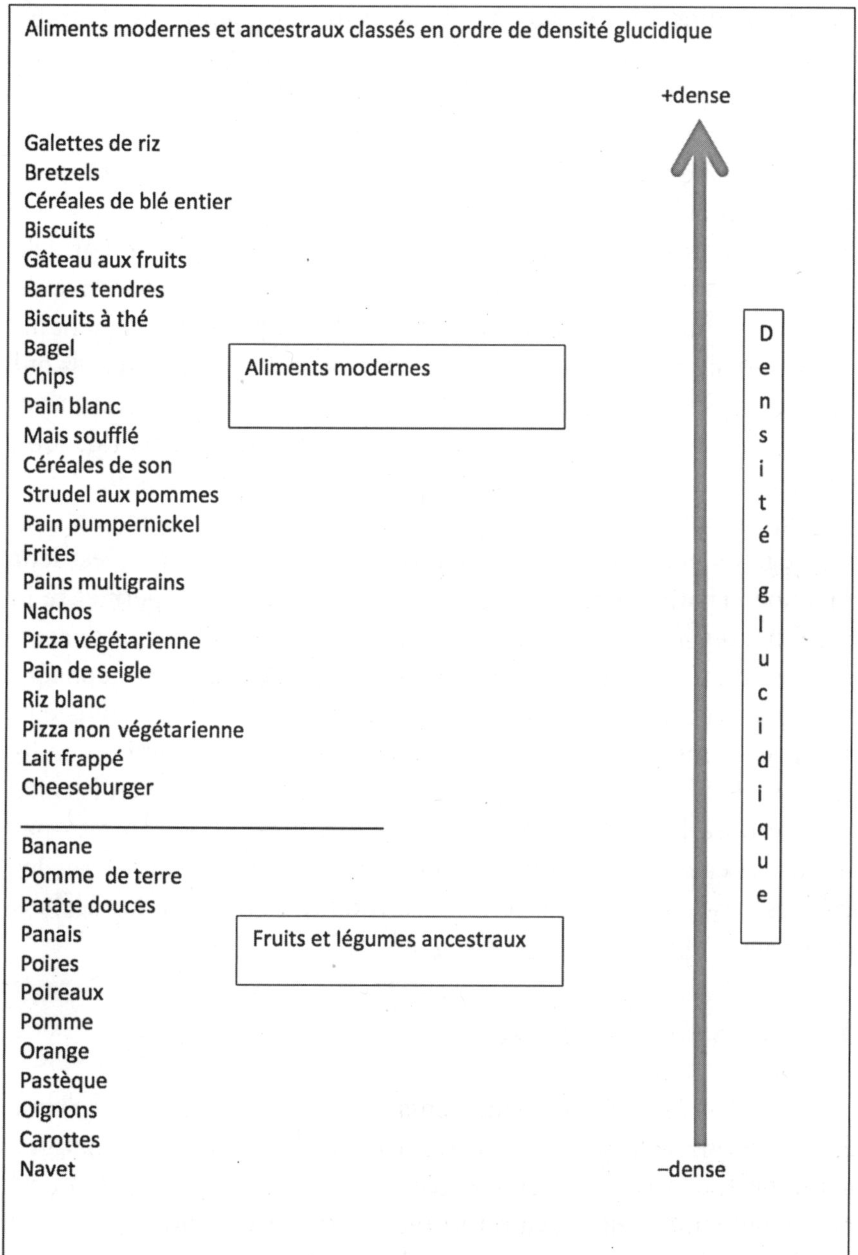

Adapté et traduit de *Diabete Metabol Syndr Obes* 2012 5 : 175-189[31].

Les tubercules, légumes verts, fruits, fruits et légumes ancestraux qui figurent au bas de l'échelle de densité glucidique, malgré que certains d'entre eux aient un contenu en glucides relativement élevé. Mais, les glucides qu'ils contiennent sont encore emprisonnés dans les organelles des structures végétales fibreuses. La densité des glucides que peuvent contenir ces cellules qui structurent la plante semble être limitée. Les cellules sont également en grande partie composées d'eau, ce qui contribue à en faire une source de glucides moins concentrée. Ces cellules demeurent relativement intactes durant la cuisson, contrairement aux glucides acellulaires qui se dispersent facilement, puisque déjà mécaniquement altérés par la transformation alimentaire. Les aliments plus hauts dans l'échelle de densité glucidique sont donc ceux qui sont généralement faits de pâte compacte d'amidon non fibreuse. Les grains, même entiers, sont également aussi relativement assez denses puisque c'est leur fonction principale que d'entreposer ces glucides pour permettre la germination. Toutefois, pour la plupart des aliments les plus denses, il s'agit d'aliments à base de farines raffinées et de sucres concentrés, qui ont probablement la concentration en glucides la plus élevée que les microbes de notre microbiote ont eu à rencontrer depuis le début de l'humanité. Il est possible que cela favorise la croissance de microbes bien différents que ceux auxquels nous sommes habitués ou encourage des processus métaboliques différents par les bactéries avec pour conséquence de produire également des déchets différents à éliminer par notre organisme.

Est-ce la faute aux gras?

Encore une fois, la réponse à cette question est grandement reliée à notre mode alimentaire industrialisé, le problème n'étant pas les gras, mais bien leur type. La diète des humains n'a pas toujours été déficiente en oméga-3. Autrefois, l'humain était beaucoup plus dépendant des aliments de la mer et il y avait alors autant de sources d'oméga-3 que de sources d'oméga-6. Que sont les oméga-6? Ce sont ces autres acides gras essentiels, mais utilisés abondamment dans les procédés industriels, surtout grâce aux huiles de soya et de maïs qui sont massivement utilisées. On les retrouve dans plusieurs produits de boulangerie, vinaigrettes, croustilles... Bref, le rapport oméga-6/oméga-3 est maintenant inversé. Quand nous utilisons ces produits à profusion, nous consommons jusqu'à 25 fois trop d'oméga-6. C'est pour rétablir un ratio oméga-6/oméga-3 de 4 pour 1 que les suppléments d'oméga-3 sont apparus sur le marché. Est-ce pour que nous puissions continuer à ne pas trop remettre en question notre mode industrialisé?

On reconnaît que les oméga-6 peuvent avoir un impact sur la santé à plusieurs niveaux : concentration, humeur, inflammation... Pourquoi? Parce qu'ils sont des précurseurs d'acide arachidonique, ceux qui servent à faire les eicosanoïdes qui sont les médiateurs d'inflammation. Non, l'acide arachidonique n'a rien à voir avec le beurre d'arachides. C'est un gras de type oméga-6 polyinsaturé présent dans les phospholipides constituant les membranes cellulaires de l'organisme. Il est abondant dans le cerveau, les muscles et le foie. C'est un intermédiaire clé intervenant dans l'inflammation. Ce gras n'est pas essentiel, car il peut être synthétisé par la plupart des mammifères à partir de l'acide linoléique, qui est un des acides gras essentiels. Cependant, une carence en acide linoléique ou la capacité insuffisante à convertir l'acide linoléique en acide arachidonique sont susceptibles de le rendre essentiel. C'est le cas de certains mammifères qui sont herbivores, car l'acide linoléique est très peu présent dans les plantes les plus courantes. Dans le cas de l'humain, la situation est plutôt l'inverse, car nous avons de l'acide linoléique en trop grande quantité à cause de son usage répandu dans l'industrie alimentaire. Et puisque l'acide arachidonique est un précurseur des eicosanoïdes, plus il est synthétisé par notre organisme, plus notre corps aura la matière première pour engendrer une cascade inflammatoire. Si les bonnes enzymes sont présentes, comme la cyclo-oxygénase (COX-1), la cascade des eicosanoïdes pourra se poursuivre et entraîner un nombre trop grand de médiateurs pro-inflammatoires.

Manger moins transformé évite d'abuser des oméga-6. Cela règle le problème à la source en ramenant le rapport oméga-3/oméga-6 à quelque chose de plus fonctionnel pour l'homme, et ce, sans gélule d'oméga-3. Les nutritionnistes ont tendance à ne recommander aucun supplément avant de s'assurer que celui-ci est vraiment indiqué en analysant la composition de l'alimentation des gens. Ils savent que l'inversion du rapport oméga-6/oméga-3 est directement reliée à la trop grande dépendance à l'industrie. Une alimentation moins commerciale, donc des repas cuisinés plus souvent à partir d'aliments et non pas d'INGRÉDIENTS sur un emballage, combinée avec une augmentation des sources d'oméga-3 dans l'alimentation est une façon naturelle, sans supplément, économique et très réaliste de retrouver le bon équilibre en matière de types de gras. Le retour aux aliments d'origine marine est certainement l'un des éléments qui feront la plus grande différence, encore plus que les suppléments. Nous reviendrons sur ce sujet à la section qui se consacre aux stratégies alimentaires pour mieux gérer l'inflammation.

À part notre « débalancement » des gras de type oméga-3 et oméga-6, d'autres gras sont également relativement récents dans notre alimentation. Il s'agit des gras trans. Les gras trans ont-ils un effet pro-inflammatoire? La littérature scientifique suggère que oui, et cette inflammation est bien documentée sur le plan des vaisseaux sanguins ainsi que des tissus cardiaques. Des cellules endothéliales tirées de l'aorte ont tendance à s'agglomérer et à s'accoler aux parois des vaisseaux sanguins deux fois plus lorsqu'elles sont exposées aux gras trans. Cela se produit en laboratoire, mais aussi dans notre corps. C'est le phénomène d'athérosclérose, et les liens avec l'inflammation font maintenant partie de ce que l'on reconnaît comme des données probantes. Des cytokines pro-inflammatoires sont bel et bien sécrétées quand les cellules s'accolent aux parois des artères. De plus, des associations significatives existent entre le niveau d'acides gras trans des membranes des globules rouges de personnes atteintes d'insuffisance cardiaque et les marqueurs d'inflammation typiques tels que l'IL-1, l'IL-6 et les TNF alpha. Plus récemment, on a vu apparaître des études démontrant le lien entre ce ratio inversé et d'autres maladies chroniques telles l'arthrite rhumatoïde et des maladies inflammatoires de l'intestin.

Cette relation est plutôt logique lorsque nous comprenons le rôle des oméga-6 dans notre corps. Les déséquilibres alimentaires ont donc un impact certain sur le fragile équilibre qui existe entre les divers types d'eicosanoïdes et de cytokines, soit en diminuant les facteurs qui stoppent l'inflammation après un évènement ou en exagérant la réponse.

Est-ce la faute aux protéines?

Il y a bien certaines intolérances qui sont dues à des sources de glucides, comme c'est le cas de l'intolérance au lactose, mais généralement, les composés qui sont incriminés dans les problèmes de tolérance alimentaire sont les protéines. Le phénomène des allergies est mieux connu, mais le domaine de recherche relié à l'impact des protéines sur l'inflammation est un sujet de recherche relativement nouveau, et les résultats ne sont pas encore unanimes, car certaines recherches n'ont décelé aucune différence importante sur l'inflammation à la suite de l'exclusion de certaines protéines, dont celles du gluten, de la gliadine ainsi que de la caséine. Plusieurs études en ont par contre décelé une. Il semble que l'exclusion du gluten et de la caséine fasse une différence importante chez un sous-groupe de personnes souffrant d'inflammation, alors qu'elle n'a pas d'impact chez d'autres. Des protéines d'autres aliments comme les œufs et le soya ne sont pas non plus exclues comme potentiellement ciblées si la génétique d'une personne l'y prédispose.

Mais, la gliadine du gluten et la caséine du lait ont d'autres similarités. Elles favorisent la production de substances qui jouent un rôle dans la mobilisation des leucocytes, et elles se ressemblent quant à leur séquence d'acides aminés. On peut d'ailleurs observer des réactions inflammatoires aussi bien avec la caséine qu'avec la gliadine. Leur plus grande similarité réside dans leur poids moléculaire. Le niveau de digestibilité d'une protéine dépend entre autres de son poids moléculaire, autrement dit de la grosseur de la molécule. Parmi les protéines les plus volumineuses, on retrouve le gluten et la caséine, mais également certaines protéines issues du soya. C'est la raison pour laquelle ce ne sont pas n'importe quelles protéines à être plus souvent incriminées dans les intolérances alimentaires. Étant plus grosses, elles laissent des fragments plus gros qui ne seront pas absorbés. Pour la plupart des gens, ces fragments sont inoffensifs. Pour d'autres, et particulièrement si la membrane devient perméable, ces fragments traverseront dans la *lamina propria*, alors qu'ils ne le devraient pas, et seront reconnus comme des dangers potentiels par nos cellules immunitaires dès leur passage entre les cellules épithéliales de l'intestin.

Ces fragments de protéines ont également un plus grand potentiel que les autres à créer des composés qui s'apparentent aux opiacés (composés opioïdes). Ceux-ci « mimiquent » l'effet des opiacés dans notre cerveau et affecteraient donc directement les neurotransmetteurs. Serait-ce un des facteurs qui relierait la dépression et l'inflammation?

Il y a bien sûr toute une question de susceptibilité génétique, de sorte que ce qui est non toléré par l'un peut être très bien toléré par l'autre, d'où la complexité de trouver les solutions qui fonctionnent pour un individu en particulier. Si la prédisposition génétique n'intervenait pas, nous serions tous intolérants, ce qui n'est pas le cas. Et ce n'est pas parce que l'on est intolérant un jour qu'on le sera toujours, ou du moins qu'il n'y aura aucune amélioration de la tolérance une fois la muqueuse ou le microbiote rétabli. En effet, une prédisposition n'est après tout qu'une prédisposition, ce qui signifie que certaines conditions doivent être remplies pour qu'un problème soit déclenché. C'est pourquoi il nous est impossible de recommander la diète sans gluten et sans caséine comme traitement à toutes les personnes souffrant de maladies inflammatoires ou auto-immunes. De plus, il faut reconnaître qu'éliminer le gluten et la caséine n'est pas chose facile lorsque nous voulons profiter de toute la variété de produits alimentaires qui s'offre à nous. Le gluten est partout, et lorsqu'il ne fait pas partie de la composition d'un aliment, c'est la caséine qui est présente. C'est que l'industrie utilise le blé comme « ingrédient fonctionnel » dans plusieurs catégories d'aliments et non pas seulement dans les produits céréaliers. Les propriétés du gluten confèrent à cet ingrédient plusieurs bénéfices fonctionnels, que nous n'énumérerons pas. Toutefois, si l'on regarde l'évolution de la quantité de gluten ingérée depuis le dernier siècle, il y a une progression fulgurante. Et les sources de gluten ne sont plus limitées à celles provenant des produits du blé, mais on ajoute également du gluten purifié à bien des aliments. Nous sommes donc submergés de cette protéine qui ne composait qu'une très faible proportion de notre alimentation il n'y a pas si longtemps.

Il est également légitime de nous interroger sur la façon dont ce blé a été traité par l'industrie depuis les dernières décennies, notamment sur le plan de l'utilisation de pesticides ou du traitement des semences. Nous ne mangeons plus que du blé, nous consommons

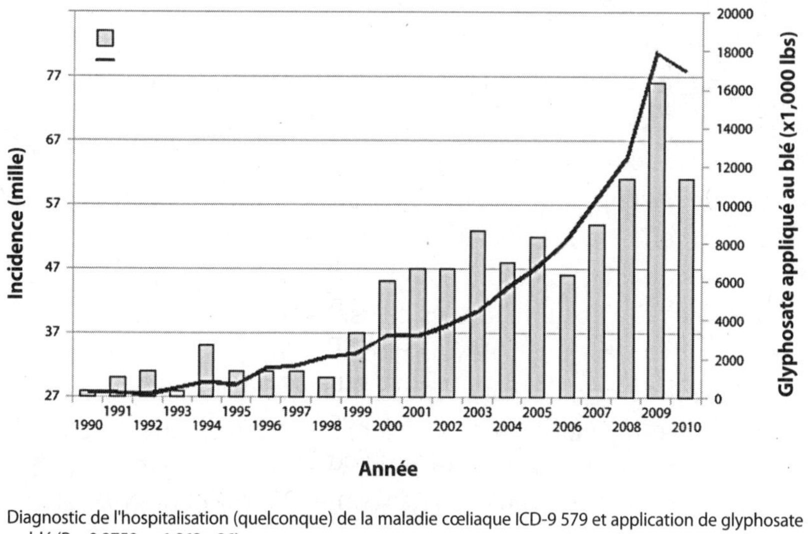

Diagnostic de l'hospitalisation (quelconque) de la maladie cœliaque ICD-9 579 et application de glyphosate au blé (R = 0,9759, ps1.862e-06).

Source: USDA:NASS; CDC. (Figure courtoisie de Nancy Swanson).

ce qui lui a été ajouté également. L'usage massif de Roundup (herbicide) n'est plus un secret. Il existe une corrélation claire entre la concentration grandissante de glyphosate retrouvée sur le blé avec les années et l'incidence de la maladie cœliaque. Ce n'est qu'une corrélation, car il est difficile à imaginer que quiconque puisse obtenir du financement pour s'attaquer aux gros de l'industrie (comme les monopoles des semences) et avoir en plus l'approbation d'un comité d'éthique pour tester une telle relation de cause à effet du glyphosate sur des humains! Néanmoins, la biologiste en moi trouve cette corrélation plus qu'« interpelante ». Si un pesticide s'avère lié à une protéine aussi importante que le blé pendant toute une génération, il est bien possible que notre système immunitaire, exposé au gluten en association avec un poison, en soit venu à carrément identifier le gluten comme un poison. Du moins chez certaines personnes plus sensibles. Source : USDA : NAS ; CDC[32].

Nous consommons plus de lait et de blé, certes, mais nous ne consommons également pas le même blé et le même lait qu'avant. Premièrement, les blés d'aujourd'hui (car il y en a de nombreux types différents) ont été sélectionnés de génération en génération, ou plutôt hybridés ou modifiés génétiquement, pour contenir plus de gluten. Le blé ancien qui fut le premier à être cultivé était donc différent du blé d'aujourd'hui. Le blé ancestral était diploïde, c'est-à-dire qu'il y avait, dans le noyau de ses cellules, deux paires de chromosomes, comme c'est le cas de nos cellules humaines. Avec les croisements consécutifs, en hybridant artificiellement les espèces de blé entre elles, nous avons recréé de nouvelles entités qui sont passées *en mode* tétraploïde, c'est-à-dire possédant quatre paires de chromosomes. En accumulant les croisements, la modification s'est poursuivie, de sorte que le blé que nous consommons est maintenant bien différent de ce qu'il était. Toutes les céréales le sont d'ailleurs, même celles dites anciennes. Les semences ancestrales n'existent plus sur nos tablettes. Quand on modifie la génétique d'une cellule de la sorte, elle peut devenir méconnaissable pour les autres cellules qui sont censées la reconnaître afin de la dégrader. Tout comme ce fut le cas pour le lactose qui est devenu digestible par le tiers de la population à force de faire partie du menu de ces nations caucasiennes, il n'est pas impossible que nos gènes s'adaptent. Mais, comme les deux tiers de la planète ne peuvent produire de lactase, il est peu probable que tous les individus soient capables de gérer avec la même efficacité cette protéine si récente dans notre alimentation, sans compter qu'elle est utilisée vraiment à toutes les sauces. Il en est de même pour la caséine. La consommation de lait remonte à plusieurs siècles, mais l'ajout de lait sous forme de substances laitières isolées chimiquement est un phénomène assez récent, et les quantités de caséine auxquelles nous sommes exposés sont décuplées.

Il n'est pas farfelu d'avancer l'hypothèse que certaines personnes avec leur génétique propre soient en quelque sorte en *overdose* de gluten ou de substances laitières et qu'à force d'y être exposées, et moyennant certaines conditions, en viennent à considérer ces substances comme des agents agressants. Pour ces personnes, leur élimination de la diète peut être salvatrice. Les symptômes qui émanent de la cascade inflammatoire qui suit l'entrée d'un trop gros peptide sont très variés. Nous avons vu qu'il ne s'agit pas nécessairement de symptômes digestifs tels qu'on l'imaginerait, mais d'un éventail complet de symptômes pouvant affecter n'importe quelle partie du corps. Des poumons enflammés auront de la difficulté à respirer, des articulations enflammées auront peine à bouger, une peau enflammée ne jouera plus son rôle de protection et un cerveau qui baigne dans les cytokines sera embrouillé. Ce ne sont que quelques exemples de ce que la cascade inflammatoire peut engendrer. Par exemple, chez les autistes, spécifiquement, les changements observés le plus souvent dans les études à la suite de l'adoption de cette diète sont les suivants : diminution des comportements d'agression et des tics et un meilleur sommeil. À ce jour, il semble nécessaire de faire des études à plus grande échelle à double insu, ce qui n'est rien de simple à réaliser, étant donné qu'il est bien difficile de faire avaler une diète à quelqu'un à son insu… Surtout quand il s'agit de produits sans gluten.

Lorsqu'une protéine non tolérée est la cause de l'inflammation, le seul traitement consiste en l'exclusion. Il ne s'agit pas ici d'adhérer de temps en temps à cette exclusion. La guérison ne peut venir que par l'élimination totale. Il faut que le corps oublie, en quelque sorte, les injures qu'il a subies pour que la cascade inflammatoire cesse. C'est comme un vieux réflexe. Le corps s'est exercé à réagir pendant si longtemps qu'il ne sait comment arrêter de réagir. Heureusement, les cellules intestinales ont la capacité de se renouveler sur un cycle de deux semaines, ce qui fait que déjà, après deux semaines d'exclusion, si intolérance il y avait, les cellules neuves se porteront déjà mieux et certains des symptômes devraient commencer à disparaître, sans toutefois être éliminés complètement. Il faut donner une chance à ces nouvelles cellules de nous montrer ce qu'elles peuvent faire quand elles ne se sentent pas agressées, et de commencer à mieux fonctionner.

Les risques de la diète sans gluten et sans caséine

Les risques d'une diète sans gluten et sans caséine sont-ils aussi présents qu'on le prétend? Cet argument des risques de carence est souvent utilisé en défaveur de la diète sans gluten et sans caséine. En fait, l'impact de la diète sans gluten et sans caséine est surtout concentré aux nutriments pour lesquels les versions traditionnelles des produits subissent un enrichissement. C'est donc l'enrichissement qui est à réévaluer et non pas le fait de s'alimenter sans gluten et sans caséine, car sans enrichissement, toute la population ne comblerait pas ses besoins par l'alimentation seule. Il faudrait donc permettre aux personnes intolérantes au gluten d'avoir accès à ce même enrichissement et le problème serait réglé. Car, pour le reste, effectivement, le fait de ne plus avoir accès à toute la foule d'aliments transformés et dénaturés par l'industrie n'est peut-être pas si néfaste que l'on pourrait le croire! Moins d'aliments transformés, cela équivaut la plupart du temps à plus d'aliments cuisinés à la maison, donc à de meilleures valeurs nutritives. Pourvu que l'on garde une alimentation équilibrée malgré l'exclusion et qu'on ne remplace pas simplement par d'autres protéines de bonne qualité nutritive, et pourvu que l'on ne remplace pas simplement des aliments transformés contenant du gluten par des aliments transformés sans gluten… C'est l'erreur que trop de gens font. Effectivement, ce qu'il faut faire, c'est revenir à une variété d'aliments que nous avons délaissés et profiter des trésors de la terre, comme d'autres cultures continuent de le faire. Il faut revoir nos façons de nous nourrir, un peu comme si cette industrie n'était jamais venue polluer nos garde-manger, en gardant en tête que nos besoins ont quand même évolué et sans pourtant en faire une obsession. C'est peut-être l'un des facteurs qui permettent le mieux de gérer l'inflammation. On ne peut nier qu'une alimentation de meilleure qualité a des impacts réels sur la santé de tous en général, et pas seulement les personnes souffrant d'inflammation. Car, la diète nord-américaine est bel et bien pro-inflammatoire, en gardant en tête que le gluten ou le lait n'est pas la cause de tous nos maux.

Toute modification alimentaire majeure peut mener à des carences. Effectuer ces virages sous supervision d'un nutritionniste vous permettra de faire les bons choix. Car, manger sans gluten, ce n'est pas manger sans glucides! Il faut continuer à manger AUTANT de produits céréaliers qu'avant et se tourner vers des produits riches en fibres, car manger moins de fibres a des conséquences importantes sur la santé, notamment sur le plan des bonnes bactéries de l'intestin qui se nourrissent de fibres et qui synthétisent des vitamines et protègent l'intestin. Ce groupe est une source importante de vitamines du complexe B, et il s'avère que c'est souvent ce groupe qui bénéficie d'un enrichissement.

Quand on magasine des produits sans gluten, si on regarde les étiquettes, on se rend vite compte que les ingrédients utilisés sont souvent des fécules de maïs qui figurent en premier dans la liste d'ingrédients, et celles-ci ne sont pas très nutritives, et la plupart du temps, elles sont non enrichies. De bons produits sans gluten existent, certes, à base de farines entières comme les farines de quinoa, de sorgho, de millet. Leur teneur en fibres est également plus élevée, mais leur coût également.

Il est important de souligner que si vous vous sentez mieux quand vous mangez sans gluten, ce n'est pas encore une preuve que vous êtes intolérant au gluten. Quand on mange sans gluten, on mange souvent moins de produits transformés, on prend donc aussi moins de substances laitières et on prend aussi moins de fibres. Si vous avez des problèmes digestifs ou des symptômes que vous croyez reliés au gluten, assurez-vous que c'est bien le gluten qui est en cause. Par exemple, il se peut que le fait de manger sans gluten vous aide dans d'autres conditions comme dans le cas du syndrome du côlon irritable. Dans ce cas, il se peut que le régime sans gluten vous aide, car quand on mange sans gluten, on coupe d'autres types d'aliments. Il y a donc d'autres stratégies qui pourraient vous aider et dont vous ne bénéficiez pas si vous n'avez pas consulté de nutritionniste. On parle entre autres du régime FODMAP, qui est utilisé pour ce syndrome.

Un ensemble de facteurs reliés au mode de vie

Notre mode de vie moderne serait incriminé à plusieurs niveaux et il ne s'agirait donc pas d'un seul élément, mais d'un environnement complexe et favorable à l'inflammation que nous avons créé pour nous-mêmes. Plusieurs facteurs sont identifiés comme contribuant à l'inflammation et par conséquent aux maladies qui en découlent. La diète est certainement importante, mais le stress rentre aussi en compte, ainsi que la pollution et notre obsession pour le nettoyage.

Un mode de vie favorisant le bien-être émotionnel (alimentation saine, exercice, sommeil suffisant) réduit aussi le risque d'inflammation, et donc de dépression. Selon une étude espagnole sur plus de dix mille sujets d'âge mûr, une alimentation riche en produits transformés double les risques de dépression par rapport à une alimentation méditerranéenne (riche en poissons, fruits et légumes, noix et graisses mono-insaturées comme celles de l'huile d'olive[33]). Des exercices, comme la respiration profonde, la méditation en mouvement ou le yoga peuvent aussi réduire le risque d'inflammation. Selon une étude

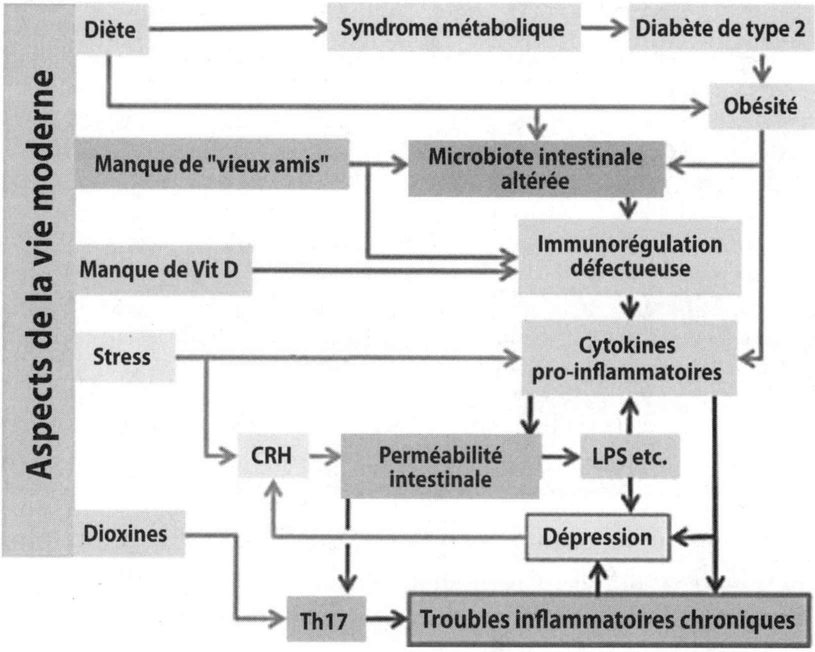

Source : 99th Dahlem conference[34]

de 2013 de chercheurs de l'Université du Wisconsin[35], ces activités contribuent à atténuer l'inflammation causée par le stress chez les individus souffrant d'une maladie inflammatoire comme l'arthrite rhumatoïde ou l'asthme[36]. Il y aurait donc plein d'avenues à explorer dans ce domaine. Malheureusement, bien au contraire, si on venait à en savoir trop sur les bienfaits de l'alimentation sur notre santé, qu'adviendrait-il de tous ces médicaments et produits naturels? C'est selon moi une des raisons pourquoi la profession de nutritionniste demeure encore aujourd'hui une profession peu valorisée en général. Nous n'avons aucun produit à vendre... Mais, je suis plutôt du genre à croire au miracle, alors je poursuis ma mission. Si vous êtes encore en train de lire ce livre, c'est qu'il y a de l'espoir!

Pendant les 18 mois où j'étais en arrêt de travail parce que j'attendais ma place pour voir un rhumatologue et avoir enfin une résonance magnétique, le sentiment d'impuissance face à ma condition m'a poussée à m'initier à la méditation. Au début, j'arrivais dans les séances avec mes gros oreillers, et même ma chaise ! Mais à la longue, j'ai réussi à ressentir une détente confortable grâce à la méditation que j'ai pu reproduire à la maison. J'étais encore arthritique, mais deux séances de méditation de 20 minutes par jour me permettaient de profiter de quelques heures où je me sentais mieux. Encore aujourd'hui, je sens l'effet du stress sur ma douleur, cette sensation de crispement dans mon dos qui s'installe quand j'ai une dispute, une urgence, ou une journée mouvementée. Ce déjà-vu me ramène à l'équilibre. Je ne peux plus me permettre de déroger de mon hygiène de vie exemplaire très longtemps sans en payer le prix !

Une autre composante importante à souligner est la prescription d'antidépresseurs qui est monnaie courante, et celle-ci contribue d'une part à l'obésité, mais pourrait s'expliquer par la composante inflammatoire.

Ces cinquante dernières années, même les psychiatres se sont remis en question. Ils admettaient généralement que dépression et déséquilibre chimique cérébral, tel un déficit de sérotonine (« hormone du bonheur »), allaient de pair. Mais, cela n'expliquait pas la hausse constante de la dépression. Les cas ont plus que doublé et la théorie de l'inflammation est donc de plus en plus évoquée. Certaines études portent à croire que l'exposition chronique aux cytokines, à la suite d'une inflammation due au stress, à l'alimentation ou à des toxines environnementales, diminuerait la sérotonine et contribuerait à la dépression. Les scientifiques avaient déjà fait ce rapprochement dans les années 1980 en injectant des bactéries inflammatoires à des animaux qui avaient alors montré des signes de dépression : léthargie, perte d'appétit et isolement social. Des études ultérieures dirigées par le Dr Charles Raison ont découvert chez les personnes déprimées des taux plus élevés de substances chimiques inflammatoires, telle la protéine C réactive. Intriguée, l'équipe du Dr Raison a donné de l'Infliximab (un anti-inflammatoire contre les maladies auto-immunes) à des sujets souffrant de dépression grave; ceux présentant des taux élevés de protéine C réactive ont rapporté une plus grande amélioration de leurs symptômes de dépression que les autres[37]. Pas étonnant que la douleur déprime et que la déprime fasse mal... Comme dans le cas de la dysbiose, c'est le jeu du qui-vient-avant : l'œuf ou la poule? Comme dans plusieurs autres conditions, l'inflammation n'est sans doute pas la cause primaire de la dépression, mais elle pourrait la prolonger ou l'aggraver. Des anti-inflammatoires seront-ils un jour utilisés pour améliorer l'humeur des patients dépressifs atteints d'inflammation? Le scénario semble se dessiner à l'horizon, car c'est la ruée vers l'or actuellement pour l'industrie pharmaceutique qui cherche à tout prix à trouver des applications aux nouveaux anti-inflammatoires expérimentaux pour lesquels il en coûte des dizaines de milliers de dollars par patient à l'État, au grand bénéfice des compagnies pharmaceutiques. Très peu d'études financent malheureusement la recherche de solutions préventives comme celles associées au mode de vie. Car, a priori, ce qui cause l'inflammation, c'est avant tout notre mode de vie. Et les maladies inflammatoires semblent toucher des individus de plus en plus tôt dans la vie, tant sur le plan des maladies chroniques que des affections rhumatologiques telles que l'arthrite, car ceux-ci sont exposés de plus en plus jeunes aux facteurs pro-inflammatoires.

Comme source de dépression qui touche toutes les personnes qui souffrent, citons justement la douleur. Aucune autre épreuve ne peut produire autant d'impact sur le moral. Toute forme de douleur déprime. Malheureusement, cela est beaucoup trop banalisé dans notre société. Au lieu de tenter de retirer la cause de douleurs, on prescrit des antidépresseurs à des gens qui ont des pathologies physiques que l'on n'arrive pas à traiter, ou même à diagnostiquer. Que fait un individu quand il a mal? Il cherche à se distraire. Ce comportement en est un de survie. Et la distraction la plus couramment utilisée pour se distraire est la nourriture. Mais ce n'est pas que psychologique. Il y a toute une série d'hormones qui sont déclenchées par la douleur et qui favorisent l'appétit. Des années à souffrir finissent par engendrer un gain de poids, dont l'effet s'additionne à celui des antidépresseurs, dont la plupart agissent sur le métabolisme ou sur l'appétit et font ultimement prendre du poids. C'est un cercle vicieux dont il est difficile de sortir qui s'enclenche, car l'obésité est en soi inflammatoire. Sans compter que le surpoids accentue l'usure des articulations! Avant de prendre des antidépresseurs, assurez-vous que votre esprit en a vraiment besoin, car c'est souvent un aller sans retour.

Pourquoi l'obésité favorise-t-elle l'inflammation? Premièrement, c'est que l'excès de calories est une façon très simple de surcharger son organisme afin qu'il ait moins de ressources disponibles à allouer au système immunitaire. Selon certaines études, consommer de 25 à 30 % de calories de moins que ce que la moyenne des gens consomme, et ce, sur plusieurs années, contribuerait à diminuer les niveaux sériques de CRP et de TNF alpha et les facteurs de croissance pro-inflammatoires ainsi qu'à améliorer la tolérance au glucose, la sensibilité à l'insuline et les profils lipidiques[38]. C'est donc une bonne façon de commencer à ménager son organisme que de mieux respecter ses signaux de satiété. Nous sommes constamment bombardés de messages nous incitant à dépasser nos limites.

Deuxièmement, l'excès calorique est souvent lié à une alimentation riche en sucres, mais pauvre en fibres. Comme discuté précédemment, c'est peut-être l'un des facteurs les plus importants dans le développement de l'inflammation, par l'appauvrissement de la santé intestinale. La littérature scientifique abonde quant à toutes sortes de modifications alimentaires qui permettraient de réduire les maladies, et il y a souvent une constante : les diètes les plus nuisibles sont celles présentant le moins de fibres. Autrement dit, quand on vante les mérites d'une diète à faible taux glycémique par rapport à une diète avec un indice glycémique élevé, on est en train de constater les effets bénéfiques des fibres. Quand on vante les mérites d'une alimentation végétarienne, ce n'est peut-être pas tant l'exclusion des viandes qui est bénéfique que ce par quoi on la remplace : une abondance de légumineuses, de fruits et de légumes et de grains entiers. De même, quand nous abusons des aliments transformés, les fibres manquent à l'appel, nos bactéries sont au régime.

Il est possible que l'obésité contribue à l'augmentation de plusieurs maladies chroniques parce que la modification du microbiote est impliquée. On sait que la flore intestinale de personnes obèses est altérée[39]. Conséquemment, le microbiote est devenu un sujet de recherche très populaire en ce qui a trait à l'obésité. Plusieurs mécanismes seraient en cause, dont l'augmentation de la perméabilité intestinale due à l'inflammation. Cette inflammation « métabolique » rendrait l'accumulation d'énergie à partir de la diète trop facile, jouant sur le métabolisme du foie. Ce ne sont que des hypothèses, car ce domaine est encore à explorer. Mais, nous savons que les prébiotiques et les probiotiques semblent contribuer au maintien d'un poids santé.

Troisièmement, l'augmentation des IL-6 est démontrée comme responsable d'une augmentation de la résistance à l'insuline. Une étude a constaté qu'une restriction calorique pendant trois semaines chez des patientes obèses a notamment pour effet de réduire le taux circulant d'IL-6[40]. Le tissu adipeux ne serait donc pas qu'un simple tissu inerte qui ne servirait que d'entreposage, mais serait « métaboliquement » actif en produisant des substances appelées « adipokines », dont des cytokines et également des macrophages, des cellules impliquées dans l'inflammation. Les macrophages du tissu adipeux sont spécialisés pour réagir à l'augmentation de la masse adipeuse en sécrétant des cytokines pro-inflammatoires (plus précisément les TNF alpha, IL-6 et IL-1 bêta) qui à leur tour déclenchent un signal au foie de produire un marqueur d'inflammation bien connu, la CRP (*creatine reactive protein*), donc d'amorcer l'inflammation. Comparativement aux personnes de poids moyen, les personnes obèses en santé ont malgré tout un taux de cytokines pro-inflammatoires et de CRP plus élevé. L'obésité, surtout abdominale, est donc un facteur qui favorise la chronicité de l'inflammation, une inflammation subclinique qui n'apparaîtra pas nécessairement dans les résultats sanguins ou qui ne causera pas nécessairement de symptômes évidents[41].

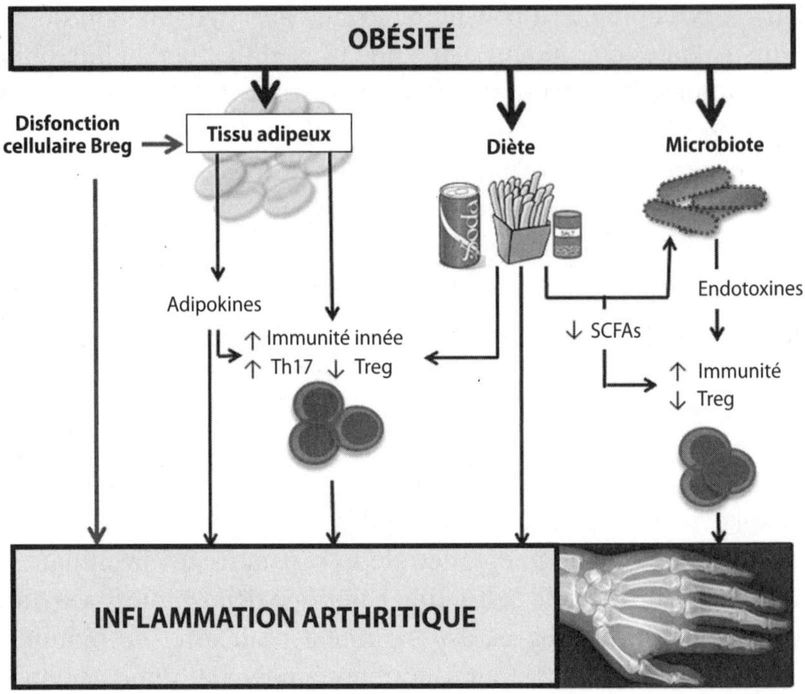

Mécanismes potentiels expliquant le lien entre l'obésité et l'arthrite inflammatoire. Breg, cellules B régulatrices; Th17, T helper; SCFA, acides gras à chaîne courte; Treg, Cellules T régulatrices.

Par définition, une cellule de gras séquestre les gras pour un entreposage à long terme et contrôle la libération de ces gras pour en faire de l'énergie dans les tissus environnants au besoin. L'habileté à séquestrer les gras dans la cellule dépend directement du signal envoyé par l'insuline qui détermine combien de glucose sera accumulé dans la cellule pour être ultimement converti en glycérol et finalement en triglycéride.

Quand l'acide arachidonique augmente, la création de nouvelles cellules de gras est favorisée en guise de mécanisme de défense. Éventuellement, la réponse au signal de l'insuline est compromise à cause de l'inflammation silencieuse qui survient dans la cellule de gras et qui interrompt l'entrée du glucose dans la cellule[42]. Plus d'acide arachidonique sera donc remis en circulation et aura donc le potentiel d'aller être séquestré par d'autres cellules d'autres tissus, dont les cellules du muscle. L'acide arachidonique est donc à la base de la résistance à l'insuline[43].

Même si nous savons que l'obésité est un facteur d'inflammation, le but d'une alimentation anti-inflammatoire n'est pas la perte de poids. Le but est de réduire l'inflammation silencieuse qui fait des ravages dans tout l'organisme et qui contribue également à l'obésité. La vraie raison de ne pas entreposer des gras n'est donc pas d'avoir un corps satisfaisant les critères de beauté, mais bien de mieux se sentir et peut-être moins souffrir! Et les pertes de poids minimes procurent souvent des bienfaits substantiels, comme c'est le cas avec le diabète et les autres maladies chroniques qu'une perte de 10 % de poids corporel aide déjà beaucoup à gérer. Il en va de même pour l'inflammation. Donc, 10 % de perte de poids chez une personne obèse permet déjà de réduire les marqueurs d'inflammation, dont les cytokines IL-6, IL-15, et IL-18. Il est donc essentiel d'éviter de tomber dans la restriction calorique sévère, car celle-ci est également un stress pour l'organisme, qui cesserait alors d'investir dans sa santé immunitaire. Tout est une question d'équilibre.

On ne peut plus nier l'effet pro-inflammatoire de notre mode de vie teinté de surabondance de nourriture. Mais, en creusant les liens qui existent entre l'obésité et l'inflammation, on se rend compte que l'obésité est loin d'être une simple question de calories *in* et de calories *out*. C'est un sujet qui mériterait un livre en soi. Une chose est claire, quand on voit apparaître les griffes de l'arthrite, le lion de l'obésité n'est jamais vraiment loin. Sans compter que les médicaments prescrits pour réduire l'inflammation favorisent parfois l'obésité. Maigrir quand on souffre d'arthrite est donc loin d'être chose facile.

Inflammation et sommeil

On parle partout d'alimentation et de tous les impacts sur la cascade inflammatoire. Cela pourrait vous porter à croire que l'alimentation peut tout régler, alors que ce n'est pas le cas. L'alimentation s'insère dans un cadre plus global où l'hygiène de vie est à l'honneur. Pourquoi? Parce que le système immunitaire est influencé par plusieurs facteurs, dont le stress et bien sûr le sommeil. Ce n'est pas que psychologique. Dans une étude de Haack (et coll., 2007), le manque de sommeil avait agi directement sur les marqueurs de l'inflammation, dont la CRP et l'IL-6 et augmenté également la douleur expérimentée par les volontaires. C'était donc non seulement la douleur, mais l'inflammation en soi qui étaient potentialisées par le manque de sommeil. C'est donc dire que, parfois, le somnifère est la première étape pour sortir du cycle vicieux du « je ne dors pas parce que j'ai mal et j'ai mal parce que je ne dors pas ». Ce fut mon cas. Encore aujourd'hui, deux ou trois jours sans sommeil suffisent à me ramener dans le droit chemin et à prendre mieux soin de moi, car malgré la rémission durable dont je jouis, je sais qu'il en faudrait peu pour me faire retomber.

L'insomnie est en fait un stress. Le stress est un fardeau incompatible avec le bon fonctionnement du système immunitaire, nous l'avons vu. L'immunité est un mécanisme de protection en vue d'agressions futures. Le corps possède une certaine quantité de ressources et quand les ressources sont mobilisées par ce que le corps identifie comme une menace à la survie immédiate, tel le stress, il puise dans ses énergies, et l'entretien de son immunité devient alors secondaire. Il n'est pas logique de mettre des REER de côté et de cotiser à une assurance quand on a de la difficulté à joindre les deux bouts, n'est-ce pas?

L'exercice : un anti-inflammatoire non négligeable

Ma rhumatologue m'avait dit que dans les spondylarthropathies, l'exercice compte pour la moitié du traitement... C'est donc un anti-inflammatoire puissant, aussi important que les médicaments. Faire de l'exercice, ce n'est pas aller au gym deux heures par jour. C'est faire trente minutes d'exercice par jour et des étirements pour la colonne. Cette fréquence suffit à changer considérablement la douleur et les raideurs[44]. Mais, cela peut vite devenir invivable et constituer un stress de plus lorsque cela entraîne de la souffrance. Des articulations enflammées n'apprécient guère de se surmener. Pour profiter de l'exercice, il faut donc avoir un traitement de fond. C'est le cas de tous les changements de mode de vie d'ailleurs. La rémission se fait graduellement, avec une dépendance de moins en moins grande à ces traitements de fond, à mesure que nous apprenons à intégrer des changements qui font une différence sur notre qualité de vie.

Il est donc essentiel pour lutter contre l'inflammation de prendre un certain recul. On a beau tout faire pour mieux s'alimenter, minutieusement choisir ses aliments, se faire souffrir au gym, si tout cela est une source de stress, on n'est pas plus avancé! À l'inverse, chaque minute où vous rassurez votre corps en prenant soin de vous, par la détente, un bon repas agréable, la méditation, l'exercice ou toute autre activité plaisante pour vous, vous dites à votre corps qu'il peut commencer à cotiser à son assurance, car la vie s'annonce plus clémente. C'est un élément essentiel de toute guérison, qu'il s'agisse d'inflammation, de cancer, d'infection. Que la maladie soit mentale ou physique, la maladie, c'est avant tout le mal qui nous parle (MA-LA-DIE : Le mal a dit!).

Si je n'avais pas trouvé l'alimentation qui me convient, si je ne m'étais pas vu imposer ce pseudo-jeûne forcé de deux jours qui changea ma vie, j'en serais encore à prendre les doses maximales d'anti-inflammatoires que mes reins toléraient mal. L'alimentation ne m'a pas guérie. Elle m'a sorti du baril. J'ai fait le reste en me prenant en main. À partir du moment où j'ai senti les premiers signes de soulagement, je me suis remise en branle. J'ai trouvé en moi l'énergie pour commencer à faire des petits exercices dans mon spa au lieu de rester passive à souffrir. Je m'en suis servie pour entamer un processus de remise en forme. Quelques semaines plus tard, j'ai demandé de l'aide. Je me suis inscrite au centre sportif où l'eau de la piscine était la plus chaude de toute la ville pour reproduire l'hydrothérapie qui m'avait été accordée au début de mon diagnostic. J'ai pris mon courage à deux mains chaque jour pour aller faire pas plus de quinze minutes de natation. Je n'étais pas capable de plus, mais si je m'étais dit que cela ne valait pas la peine, je serais encore au même point et je ne serais pas capable de faire une heure de natation aujourd'hui. Avant de changer mon alimentation, tous les mouvements que je faisais se soldaient par plus d'inflammation. Tout exercice était une torture, même les plus doux, du pilates au tai-chi. Même l'immobilité de la méditation me faisait souffrir. Mais, dès que la chaleur s'est levée, les mouvements n'accentuaient plus cette chaleur, au contraire, l'exercice s'est mis à m'aider. C'était le jour et la nuit. Autant avant j'avais peur de bouger, autant j'étais capable de ressentir l'effet anti-inflammatoire de l'eau et de l'exercice. Pour moi, c'était une renaissance. Je me sentais sauvée, remplie d'espoir, et à partir de ce jour, plus rien ne pouvait m'arrêter.

CHAPITRE 5

ÉLIMINER L'ENVAHISSEUR

« Que l'aliment soit ta seule médecine. »

– HIPPOCRATE

Avant de passer aux aliments, comment agissent les médicaments? Il existe plusieurs catégories de médicaments pour réduire l'inflammation et je trouve important de décrire leur action afin de vous permettre de réaliser que ce sont les mêmes mécanismes lorsqu'il s'agit d'aliments. Vous serez mieux en mesure de comprendre les recommandations alimentaires énoncées au prochain chapitre, et quand on comprend mieux, on est plus motivé à changer.

Les corticoïdes

Le mode d'action des glucocorticoïdes commence à être bien décrit. Ils traversent librement les membranes cellulaires. Dans le cytoplasme, ils se fixent sur un récepteur spécifique qui appartient à la superfamille des récepteurs nucléaires aux stéroïdes. Après fixation du glucocorticoïde, le complexe glucocorticoïde récepteur migre vers le noyau et agira directement sur l'ADN en se fixant sur des séquences spécifiques, inhibant ainsi la production de la phospholipase A2 et de nombreuses cytokines pro-inflammatoires :

IL-1, IL-6, IL-2, TNF. Ils ont aussi pour conséquence l'inhibition de la synthèse de l'acide arachidonique, donc la diminution de la production de prostaglandines et de leucotriènes. Ils activent également l'IL-4, une des cytokines anti-inflammatoires. Mais, ils ont aussi de nombreuses actions métaboliques telles que la diminution de la synthèse des protéines musculaires, l'augmentation du glycogène hépatique et de la production de glucose par stimulation de la lipolyse, d'où leur effet diabétogène sur la distribution des graisses. Ils sont utilisés couramment dans le traitement de plusieurs maladies inflammatoires ou auto-immunes.

Les anti-inflammatoires non stéroïdiens

L'existence de substance anti-inflammatoire est connue de très longue date puisque c'est à la fin du premier siècle que furent découvertes les propriétés antalgiques des feuilles de saule qui ont permis de synthétiser en 1860 l'acide salicylique, utilisé pour la première fois en 1875 dans le traitement du rhumatisme articulaire aigu. Les anti-inflammatoires non stéroïdiens (AINS) sont ainsi dénommés parce qu'ils ont des propriétés anti-inflammatoires sans avoir l'action des stéroïdes des glucocorticoïdes.

Les AINS agissent tous de la même façon, en inhibant une enzyme membranaire, la cyclo-oxygénase (COX). L'inhibition de cette enzyme par les AINS est responsable d'une diminution de production des prostaglandines E2 et I2. Mais, l'inhibition de ces prostaglandines ainsi que du thromboxane A2 dans l'ensemble des tissus est ce qui cause les effets indésirables potentiels de la plupart des AINS : la diminution de la protection de la muqueuse gastro-intestinale (responsable d'ulcères gastroduodénaux) et la diminution de l'agrégation plaquettaire (responsable d'une augmentation du risque hémorragique). Les AINS qui ciblent spécifiquement les cyclo-oxygénase 2 (comme Celebrex) sont ceux qui ont le moins d'impact sur la muqueuse intestinale. L'aspirine, par contre, fait partie des AINS qui ont un effet antiplaquettaire important, car elle agit plutôt sur la production de la cyclo-oxygénase 1.

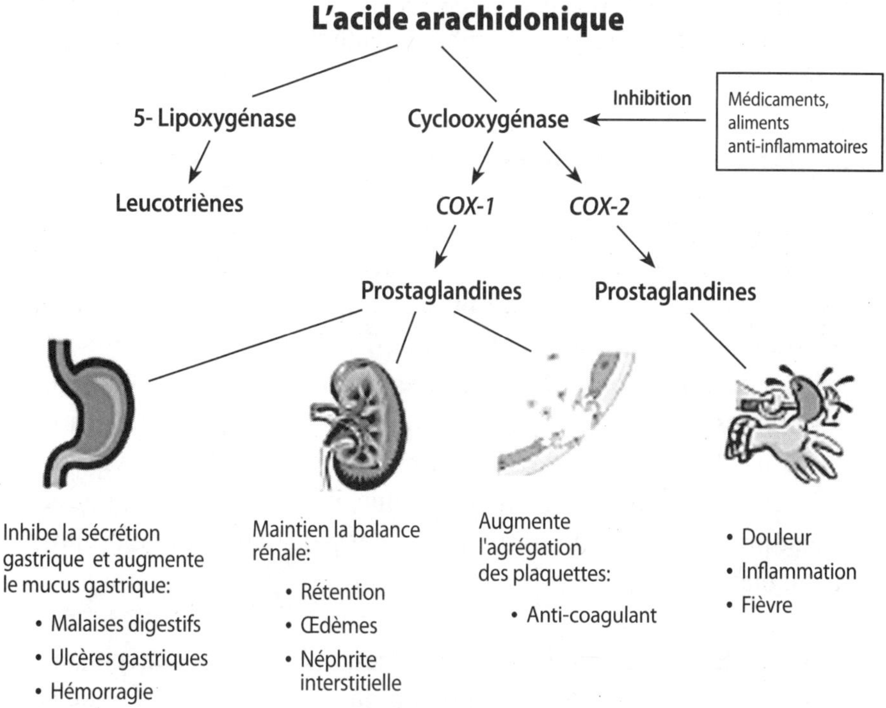

Les traitements aux anticorps monoclonaux

Grâce à une meilleure connaissance du rôle des différentes cytokines dites pro-inflammatoires, en particulier le TNF alpha et l'IL-1, la thérapie des anticorps monoclonaux ou des protéines recombinantes a pu voir le jour. Ce traitement est communément appelé les « anti-TNF ». Il s'agit d'un anticorps monoclonal capable de fixer le TNF libre ainsi que le TNF alpha attachés au récepteur à la surface des cellules. Il est administré en perfusion. Quant aux protéines recombinantes, il s'agit d'une protéine de fusion produite par génie génétique capable de fixer les TNF. Elle est administrée par voie sous-cutanée. D'autres nouvelles molécules sont développées et commercialisées, car c'est un sujet de recherche très prisé, vu les gains potentiels faramineux pour les « pharmaceutiques ». Entre autres, des inhibiteurs de l'IL-2 sont sur le point d'être commercialisés en injection sous-cutanée quotidienne. Ils augmentent les taux sériques d'IL-1RA, inhibiteur naturel de l'IL-1. Ceux-ci pourront être utilisés dans une variété de nouvelles applications.

L'alimentation anti-inflammatoire : une utopie?

Le développement de solutions pharmacologiques nous a appris énormément sur les processus en cause dans l'inflammation. Nous savons précisément quelle molécule nous devons cibler. La recherche actuelle en alimentation anti-inflammatoire se concentre donc à tenter de reproduire les mêmes mécanismes en atteignant les mêmes cibles, mais par des aliments plutôt que par des médicaments. Les aliments anti-inflammatoires agissent en visant les mêmes molécules que les médicaments, mais leur effet est moindre. C'est pourquoi un seul aliment ne peut pas changer grand-chose à votre état.

Des changements de fond de votre alimentation peuvent toutefois entraîner une réduction globale de l'acide arachidonique. Les cytokines pro-inflammatoires telles que le TNF alpha et la sécrétion des enzymes impliquées comme la COX-2 peuvent être inhibées par l'alimentation. Vous retrouverez plusieurs suggestions de changements alimentaires dans la section suivante de ce livre.

Quelle diète choisir?

Parmi toute la panoplie de diètes possibles, certaines écoles de pensée nous suggèrent de manger comme nos ancêtres du paléolithique et prétendent que ce serait l'alimentation qui correspondrait le mieux à notre bagage génétique. Même si cette diète ne tient pas la route quant aux fondements scientifiques auxquels elle prétend, il n'en demeure pas moins que cette façon de s'alimenter gagne du terrain et qu'elle comporte certains avantages nutritionnels. Regardons plus en détail ce que cette diète apporte sur le plan nutritif ainsi que l'écart qui existe entre cette diète et les lignes directrices actuelles. Lorsqu'on les compare aux autres, on peut remarquer que les adeptes de la diète paléolithique d'aujourd'hui ne sont pas nécessairement à risque de carences. En fait, l'abondance de fruits et légumes leur permet de combler leurs besoins en vitamines au-delà des valeurs de référence, et à consommer une bonne quantité de fibres. L'apport en fer et en zinc est excellent, vu la consommation élevée de viande. Le rapport oméga-3/oméga-6 est nettement adéquat, vu la consommation de poissons régulière et de noix. L'apport en calcium est en fait le seul élément à être sous les valeurs de référence, avec les besoins à 50 % comblés, ce qui n'est pas une catastrophe, car cela peut très bien être corrigé par une supplémentation minimale, de la même façon que les végétaliens doivent prendre des suppléments de calcium et même de B12. L'apport en vitamine D est, quant à lui, comparable aux autres diètes.

La différence majeure est sur le plan de la répartition des calories. On remarque que les glucides fournissent 32 % des calories au lieu de 50 %, augmentant en conséquence les proportions de protéines et de gras au-dessus des pourcentages recommandés, avec 24 % de protéines et 41 % de gras. Toutefois, les gras mono-insaturés semblent être choisis plus souvent, et ce niveau de gras est comparable à ce que l'on retrouve dans la diète méditerranéenne. Sauf que la diète méditerranéenne apporte une quantité de glucides correspondant plus aux valeurs de référence. Pour les raisons mentionnées précédemment, on recommande de ne pas aller en bas de 40 % de calories sous forme de glucides, même si nous souhaitons imiter l'alimentation de nos ancêtres.

Après avoir étudié le régime des chasseurs-cueilleurs, les anthropologues ont conclu que 73 % des tribus ancestrales trouvaient plus de la moitié de leurs calories à partir de la viande. La base de l'alimentation aurait donc été la viande maigre, les poissons, les baies et quelques racines, mais aucun produit laitier, haricot ou grain, car ceux-ci sont issus d'une alimentation postagricole. Trop beau pour être vrai? Premièrement, avant de pouvoir prétendre que cette façon de nous alimenter est réellement un exemple à suivre, il faudrait nous assurer que nous avons vraiment tous évolué à partir d'une alimentation à 50 % carnivore. Les paléontologistes et les anthropologistes qui documentent les régimes de tribus indigènes qui subsistent encore de nos jours s'entendent pour dire qu'il n'y a pas une seule diète paléolithique mais bien plusieurs. Nous avons une perception plutôt idéalisée de cette époque. La réalité ne serait pas si simple. Il est vrai qu'en nous distinguant de nos cousins primates en commençant à consommer de la viande en plus des plantes, notre ancêtre *homo erectus* a réussi à augmenter considérablement son apport calorique. C'est un premier élément ayant contribué à l'augmentation de la taille de notre cerveau. (L'agriculture y a également contribué ultérieurement.) Le volume de notre intestin a également pu diminuer en conséquence. Le cerveau d'un humain nécessite environ 20 % de son énergie de base, donc au repos. En comparaison, celui des primates n'en requiert que 8 %. C'est donc dire que depuis l'*homo erectus*, notre corps dépend largement d'une diète très riche en énergie, et les viandes y sont pour quelque chose.

Sur le plan des préférences alimentaires, les chasseurs-cueilleurs préféraient la viande à tout autre aliment. Mais, la plupart devaient endurer plusieurs jours de vaches maigres avant d'accéder au festin. Le succès des chasseurs n'était pas si radieux qu'on le croyait. Nous tirons cette connaissance de l'étude des quelques tribus qui subsistent encore aujourd'hui. Il s'agit des Hazdas, en Tasmanie, qui nous éclairent quant à plusieurs aspects de la diète paléolithique[45]. Chez les Hazdas, ce sont les femmes qui fournissent, entre deux carcasses occasionnelles apportées par les hommes, les calories sous forme de fruits, de miel, de baies et de tubercules. Le résultat est que 70 % des calories des Hazdas proviennent finalement des plantes. Les seules tribus qui maintiennent jusqu'à ce jour un apport très élevé en viande sont les Inuits. Les Pygmées du Congo dépendent des patates douces et les Indiens d'Amazonie, des plantains et du manioc. Ce n'est donc pas tout à fait vrai que c'est la viande qui nous définit comme humain. Oui, l'humain préfère la viande, mais la viande est difficile à obtenir. C'est une réalité avec laquelle nous avons dû jongler depuis toujours, et à laquelle nous nous sommes très bien adaptés.

Les scientifiques ont pu retrouver dans des fossiles de plantes et d'outils faits par l'homme paléolithique des granules d'amidon. Cela suggère que les humains ont probablement consommé des grains ainsi que des racines depuis au moins cent mille ans. C'est certainement assez long pour avoir développé l'habileté à tolérer les grains.

Par ailleurs, il est faux de croire que nous avons cessé d'évoluer après la période paléolithique. Nos dents et notre mâchoire sont devenues plus petites, et notre ADN n'est plus le même depuis l'invention de l'agriculture. Prenons simplement l'exemple de la tolérance au lactose. C'est quand l'humain a commencé à domestiquer les bovins qu'il est devenu extrêmement avantageux de pouvoir digérer le lait. Les cultures qui ne dépendaient pas des bovins, comme les Asiatiques, les Indiens et les Africains de l'Est, demeurent à ce jour intolérantes au lactose, alors que les cultures qui dépendaient du lait au début de la domestication ont appris à tolérer le lactose. Mais, le cas de la tolérance au lactose n'est pas unique. Différentes cultures ont également des capacités différentes à extraire les sucres à partir des aliments glucidiques. Certaines populations indigènes qui mangeaient traditionnellement plus d'aliments glucidiques, telles que les Hazdas, sont plus tolérantes aux fibres que les mangeurs de viande de Sibérie et leur salive les aide à mieux dégrader les amidons.

Il y a environ dix mille ans, notre alimentation humaine a fait un virage majeur grâce à l'invention de l'agriculture. La domestication de grains tels que le sorgho, l'orge, le blé, le maïs et le riz a créé amplement de ressources alimentaires prévisibles permettant aux femmes d'avoir plusieurs enfants. Par conséquent, l'intervalle entre deux enfants est passé de 3,5 à 2,5 ans. La population a dès lors commencé à exploser. Les fermiers sont devenus majoritaires par rapport au mode de vie nomade.

Hormis l'augmentation de la population et la sécurité alimentaire qui découlaient de ce nouveau mode d'alimentation agricole, les premiers fermiers étaient loin de bien s'alimenter. Ce n'est pas parce que ceux-ci avaient plus d'enfants qu'ils étaient nécessairement plus en santé!

Si on adopte cette perspective historique, on peut conclure que nous ne sommes pas ce que nous mangeons. L'humain n'est ni carnivore ni herbivore, c'est un omnivore. Ultimement, ce qui nous distingue des autres espèces est justement notre habileté à retirer de l'énergie à partir d'à peu près n'importe quel environnement. Nous nous sommes adaptés à l'agriculture, et nous sommes en train de nous adapter tant bien que mal à une alimentation occidentale sédentaire. Notre intelligence nous a permis de doubler notre espérance de vie depuis l'*homo erectus*. C'est cette même intelligence qui nous a permis de développer toute une foule de traitements pharmacologiques pour continuer à vivre malgré toutes les maladies chroniques qui sont en constante augmentation.

Maintenant que le mal est fait, est-il vraiment logique de penser que nous puissions revenir au même mode alimentaire que Cro-Magnon? Nous sommes assurément moins actifs, et nos besoins sont nettement supérieurs à cause de notre plus gros cerveau. Maintenant que notre cerveau a atteint cette taille, il faut bien le nourrir! Ce cerveau, qui est principalement glucodépendant, s'en tire bien avec une répartition énergétique fournissant la moitié des calories sous forme de glucides, comme il est recommandé pour une santé optimale. C'est pourquoi je doute fort que la diète paléo soit vraiment une amélioration.

La viande que nous mangeons n'est plus la même. Nous sommes loin de la faire cuire de la même manière que nos ancêtres. Même les fruits et les légumes que nous mangeons ont bien changé. Une alimentation basée presque exclusivement sur les viandes est loin d'être adaptée à notre mode de vie sédentaire. C'est plutôt un facteur qui favorisera à long terme l'accumulation de lipides. Manger paléo, c'est manger beaucoup de viande. Les inconvénients me semblent dépasser les avantages.

De plus, à choisir entre un mode de vie carnivore et végétarien, il faut avouer que le fait de manger plus de plantes risque d'être plus rentable à long terme pour la race humaine qu'un retour au carnivorisme. La population humaine est nettement plus grande qu'elle l'était il y a dix mille ans et maintenant que nous avons épuisé une grande partie des ressources, il serait temps de penser à des modes alimentaires plus écologiques si nous voulons qu'il reste une part de ces ressources pour nos enfants. Abandonner complètement l'agriculture serait de la folie. Toutefois, repenser nos pratiques agricoles est loin de l'être.

La plus grande révolution alimentaire ne serait pas quand nous avons commencé à manger de la viande, mais bien quand nous avons appris à la faire cuire. Selon le primatologue Richard Wrangham, de l'Université Harvard, nos ancêtres ont commencé à faire cuire leurs aliments quelque part entre 1,8 million et 400 000 ans, probablement lorsqu'ils ont commencé à avoir plusieurs enfants. Cuire les aliments, c'est en quelque sorte les prédigérer, de sorte que notre intestin dépensera moins d'énergie à les absorber que lorsqu'il s'agit de nourriture crue. La cuisson en quelque sorte a elle aussi contribué à nous fournir plus d'énergie pour notre cerveau. C'est de la nourriture tendre et calorique. Aujourd'hui, nous ne sommes pas capables de vivre seulement avec de la nourriture crue. Nous avons évolué grâce à cette dépendance à la cuisson.

En résumé, d'un point de vue écologique, la diète humaine idéale, ça n'existe pas. Nous sommes capables de nous adapter à plusieurs habitats, de combiner plusieurs aliments différents pour créer plusieurs diètes adaptées à nos besoins. La diète idéale est celle qui est, pour une population donnée, la mieux adaptée à sa survie dans un environnement donné. C'est un concept fluide, en constante évolution. Malheureusement, la diète occidentale nous confère de nombreux avantages sur le plan de notre survie immédiate, mais elle est loin de nous conférer le meilleur capital de santé. Ce n'est pas la diète idéale pour assurer notre pérennité.

Nous sommes probablement victimes de notre propre succès. Nous sommes devenus tellement habiles à transformer la nourriture que, pour la première fois dans l'histoire de l'évolution humaine, plusieurs humains consomment plus de calories qu'ils n'en dépensent. C'est l'une des conséquences les plus néfastes de notre mode alimentaire hautement transformé. C'est cette augmentation de la transformation, à l'échelle mondiale, qui contribue à l'augmentation des maladies chroniques. Si, partout dans le monde, nous consommions plus de fruits locaux, de légumes, un peu de viande, du poisson et quelques grains entiers, si nous étions actifs au moins une heure par jour, cela serait sûrement très profitable pour nous individuellement, mais aussi pour la planète.

Est-ce que la diète paléo favorise la réduction de l'inflammation? Selon une étude récente, il semblerait que oui[46]. Mais, cela ne signifie pas qu'elle soit nécessairement la meilleure diète pour notre santé.

La majorité des professionnels et chercheurs s'entendent pour dire que celle-ci, malgré son effet anti-inflammatoire, n'est pas optimale à long terme, d'une part à cause de l'absence totale de produits laitiers, d'autre part à cause du manque de féculents. Pour ma part, la diète paléolithique est un peu comme un sport extrême de l'alimentation, et un extrême non nécessaire, un peu comme l'est la diète hypotoxique. Nul besoin d'autant de restrictions pour atteindre la santé. Toutefois, il y a moyen de choisir ses meilleurs côtés afin de créer un compromis favorable à la santé globale.

La diète méditerranéenne

Le régime méditerranéen comporte un nombre d'adeptes quand même plus grand que le régime paléo, et ce, depuis des milliers d'années. Cette diète est connue pour produire les taux de maladies cardiovasculaires les moins élevés à l'échelle mondiale.

De plus, des données épidémiologiques et cliniques ont démontré que la diète méditerranéenne réduirait les niveaux de marqueurs d'inflammation incluant la CRP, les TNF alpha et le NF-kb[47]. La diète méditerranéenne est faible en gras saturés et riche en mono-insaturés par la consommation régulière d'huile d'olive. Les fibres y sont élevées, car les Méditerranéens consomment une abondance de légumineuses et de fruits et légumes. Malgré que cette diète fournisse une quantité de gras autour de 40 % des calories, le ratio saturé/mono-insaturé est autour de 2, ce qui diffère grandement de notre mode alimentaire occidental. Le lait comme breuvage n'est pas consommé, car le lactose est mal toléré par la plupart, mais le fromage et le yogourt y sont répandus, apportant ainsi une bonne dose de probiotiques à l'état naturel. Les poissons sont préférés aux viandes, surtout dans les milieux ruraux. Le vin est consommé quotidiennement, mais modérément. Plusieurs caractéristiques de la diète méditerranéenne semblent tout à fait en accord avec la santé immunitaire[48].

Viser l'équilibre

Des chercheurs se sont d'ailleurs demandé quelle serait la diète anti-inflammatoire optimale. Quelles seraient les proportions de protéines, de glucides et de lipides les plus propices à réduire l'inflammation? Pour être optimale, une telle diète doit, et c'est important, être maintenue à long terme, donc non restrictive. C'est un fait plutôt reconnu que la répartition des calories qui permettrait de prévenir les maladies chroniques s'avérerait favorable au maintien d'un poids santé doit fournir autour de 20 % de protéines, de 30 à 40 % de gras et de 40 à 50 % de glucides. Ces cibles sont appuyées par des études récentes indiquant que ce pourcentage permet suffisamment de protéines de haute qualité pour que notre organisme puisse synthétiser des protéines tout en permettant au cerveau de combler ses besoins en glucides afin d'éviter la cétogenèse. Toutefois, cette assiette devrait être composée d'une beaucoup plus grande proportion d'aliments cuisinés que ce que nous consommons actuellement.

Les types de gras plutôt que la quantité totale sont ce qui compte le plus, de même que le type de glucides. Une personne végétarienne consomme peut-être plus de produits céréaliers que la moyenne, mais si les sources de glucides choisies sont principalement des produits à grains entiers, des légumineuses et des fruits, le haut taux de glucides n'aura pas le même effet que quelqu'un qui consomme la plupart de ses glucides sous forme d'aliments sucrés, même si la proportion de glucides au total est plus faible.

Pour respecter ces recommandations, nul besoin de compter les calories ou les grammes de gras. Car, il n'y a rien de pire que de surrationaliser son alimentation. Quand on compte les grammes, la connexion avec le corps est perdue. D'ailleurs, la plupart des gens ne comptent que les calories des repas, et le reste de la journée a tendance à être improvisé. Et heureusement, car il vaut mieux bien répartir ses calories sur trois plus petits repas et au moins deux collations. Les protéines devraient être présentes trois fois par jour, à chaque repas, idéalement, ce qui équivaut ainsi à une quantité autour de trois fois 20 à 30 g, pour activer la synthèse des protéines entre les repas. Cela représente une portion usuelle du groupe des viandes et substituts.

Pour s'assurer du bon type de gras, les gras mono-insaturés doivent être favorisés ainsi que 2 à 3 g d'acide gras oméga-3 par jour en augmentant la consommation de poissons gras ou en supplémentant avec des huiles de poisson riches en EPA. L'apport doit être élevé en légumes colorés pour apporter les polyphénols nécessaires.

En fait, pour bâtir la diète idéale, il faudrait une diète paléolithique modifiée, un genre de diète paléo-méditerranéenne, où les légumineuses et une certaine quantité de grains entiers seraient permis. L'apport en protéines serait modéré avec une abondance de poissons et également les volailles, avec une consommation de viande rouge occasionnelle comme dans le cas de la diète méditerranéenne. L'usage des gras mono-insaturés comme les olives et les noix serait abondant. La diète méditerranéenne comporte des quantités souvent élevées de pains à base de farine raffinée. Cela aurait donc avantage à être restreint pour réduire l'inflammation. En remplacement des produits céréaliers raffinés par des produits à grains entiers, une bonne stratégie consiste à varier les grains utilisés. Découvrez les céréales moins connues comme le quinoa et le sarrasin. Dans une assiette équilibrée, il peut y avoir autre chose que du blé!

Stratégies alimentaires anti-inflammatoires

Il y a donc plusieurs stratégies que nous pouvons adopter dès maintenant pour attaquer de front l'inflammation, et redonner au corps l'énergie dont il a besoin est le fondement de toutes les autres stratégies. Il est important de mettre en évidence le fait que toutes ces stratégies travaillent ensemble, de façon synergique, et que de petits changements cumulatifs peuvent avoir un impact majeur sur

Souvent, les gens sont malheureux de manger devant moi des aliments que j'évite, alors que cela ne me rend pas malheureuse du tout. Quand une diète stricte nous évite de souffrir, ce n'est pas un sacrifice, c'est une délivrance. Bien sûr, certains aliments me manquent, cela vient par période. Mais, je n'ose pas, même dans mes rêves, tenter l'expérience à nouveau, car j'ai fait des essais pendant six mois au début, en arrivant toujours au même résultat.

Quand on souffre vraiment après avoir mangé un aliment, on n'a pas envie de « déroger ». On n'est pas tenté. C'est le propre de toute créature vivante de se conditionner à ne pas aimer ce qui lui fait mal. Quand on a mal, la question ne se pose pas : on n'essaie pas parce que l'on sait que ce qui nous attend ne vaut pas les quelques bouchées. Il est bien plus difficile de respecter une exclusion quand on n'a pas de symptômes, comme c'est le cas des diabétiques qui doivent compter sur leur seule motivation. Mais, dans tous les cas, une fois que nous nous habituons à une nouvelle routine, c'est celle-ci qui devient notre préférée. L'humain a une capacité d'adaptation remarquable, surtout en matière d'alimentation. Et c'est tant mieux, car il faut aimer ce que l'on a, pas ce que l'on n'a pas. Pour ma part, j'ai toujours préféré faire travailler mon mental pour moi et non pas contre moi!

la santé immunitaire. Il n'est pas question ici non plus de remplacer la médication. Aucune diète ne peut prétendre à cela. Mais, votre mode de vie peut contribuer à améliorer votre pronostic! Viser de petits objectifs réalistes et permanents est la clé pour en venir à améliorer votre qualité de vie. Arrêtez de naviguer sur Internet pour trouver l'aliment miracle qui soigne l'arthrite, ou les dix aliments pour réduire l'inflammation, aucun aliment ne peut à lui seul créer de soulagement. C'est un ensemble de petites choses qui finiront par faire une différence, tant sur le plan physique que psychologique. Cette section est dédiée à vous présenter ces stratégies que vous pouvez mettre en pratique dès maintenant.

Assurez-vous que vous tolérez ce que vous mangez

On aura beau manger tous les aliments anti-inflammatoires que l'on voudra, si la paroi intestinale se sent agressée par un aliment ou un groupe d'aliments non toléré, la cascade inflammatoire ne pourra pas être freinée, même avec la meilleure alimentation du monde. Chaque personne est différente. Il est donc essentiel de s'assurer que tout ce qui est consommé est toléré. Tout le monde n'est pas intolérant au gluten ou allergique au lait comme moi. Je ne recommanderai jamais à mes clients de se mettre à suivre la diète qui s'avère me convenir... Ce serait prétendre être unique! Mais, je recommande toujours de ne pas négliger la question, car les intolérances existent et à partir du moment où l'intestin rencontre un agent envahisseur, il mettra nécessairement tout en œuvre pour tenter de nous protéger. La plupart du temps, les symptômes sont diffus et retardés et il est très difficile de pointer du doigt un aliment en particulier. Au lieu de vous mettre à enchaîner les diètes d'exclusion (sans lait, sans gluten, sans soya, sans ci, sans ça), commencez par en parler à votre médecin ou nutritionniste. Les tests diagnostiques doivent avant tout être faits, et bien faits. Votre médecin généraliste n'est pas un spécialiste. Si les tests usuels ressortent négatifs, ne vous laissez pas convaincre que tout cela est le fruit de votre imagination, du moins pas avant d'avoir rencontré un spécialiste comme un gastroentérologue ou un allergologue, en plus d'un rhumatologue.

Rien ne vous pointe dans la bonne direction après que vos symptômes ont été examinés adéquatement, un petit test simple vous permettra avant tout de valider si votre condition est amoindrie par des changements alimentaires. Une diète très simple ne contenant aucun des allergènes principaux peut être suivie pendant deux ou trois semaines sans qu'il y ait de dommages à votre santé ou sans que s'installent des carences. C'est d'ailleurs une approche que les gastroentérologues recommandent quand ils soupçonnent un problème de tolérance alimentaire. C'est une façon simple d'en avoir le cœur net, car continuer à se demander jour après jour si on ne tolère pas un aliment a de quoi pourrir l'existence. Cela ne fait que contribuer à l'obsession et n'est pas favorable à une saine relation à la nourriture. On en vient à avoir des comportements qui nous empêchent de profiter pleinement de nos repas et la variété peut diminuer dangereusement par la même occasion. L'équilibre alimentaire est beaucoup moins compromis en suivant une diète simple, avec peu d'allergènes, mais équilibrée. Les nutritionnistes peuvent vous guider dans cette démarche et vous aider à bâtir un menu de base sans les principales protéines incriminées. Si après deux ou trois semaines d'adhésion à ce changement de routine vous sentez une différence dans votre corps, vous saurez qu'il y a anguille sous roche. Vous pourrez réintroduire un groupe d'aliments à la fois pour détecter précisément celui qui vous nuit, si c'est le cas, ou peut-être vous faire guider dans la bonne direction vers une autre condition associée que vous n'auriez peut-être pas imaginée, qui pourrait expliquer vos symptômes, mais qui n'a rien à voir avec votre tolérance alimentaire. Il faut une bonne connaissance de la nutrition pour tirer de bonnes conclusions, c'est pourquoi il n'est pas recommandé d'entreprendre une telle démarche d'autodiagnostic sans un suivi de nutritionniste. Vous étireriez les essais beaucoup trop longtemps et les risques de carence deviendraient alors une réalité, et il est presque assuré que la confusion vous fera abandonner. Croyez-moi, même pour une nutritionniste, c'est compliqué! Et il est essentiel d'objectiver vos observations en notant les aliments consommés et votre niveau de douleur.

Cette échelle de douleur utilisée quotidiennement est un bon début. Vos notes personnelles seront utiles pour convaincre les professionnels de la santé qui croiseront votre route, si jamais vous ressentez vraiment qu'une intolérance fait partie de votre problème. Cela servira peut-être même à convaincre votre médecin de famille de vous diriger vers un spécialiste, qui sait!?

Échelle de douleur

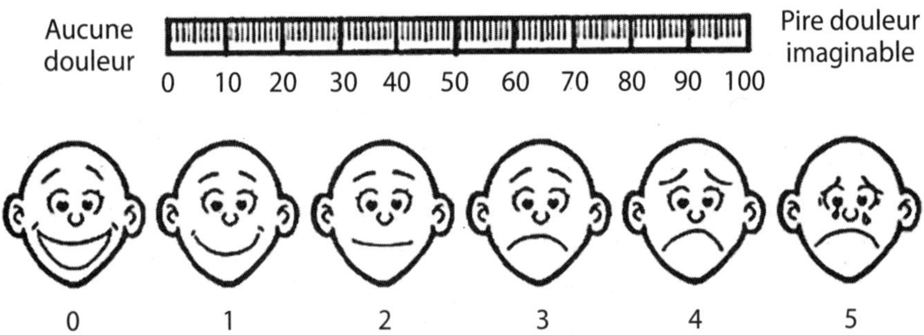

Des échelles de douleur permettent d'objectiver les effets de changements ou traitements, et également de communiquer aux autres plus efficacement sa douleur.

Arrêtez de lire les étiquettes. Cuisinez!

En privilégiant les aliments qui n'ont pas d'étiquettes, vous vous « simplifierez l'épicerie » et vous augmenterez la densité nutritive de votre alimentation. Entre les arachides et le beurre d'arachides, il y a un monde. Une hydrogénation, l'ajout d'additifs, de sucre, de sel, et bien évidemment de calories que vous n'aurez pas dans l'aliment à son état naturel… Je mentionnais plus tôt l'impact d'une surcharge de calories sur l'inflammation et comment une réduction de 20 à 30 % des calories peut aider à mieux se sentir. Manger moins transformé permet d'accomplir cela tout naturellement, sans compter les calories, sans se casser la tête.

Parmi toute la variété de substances ajoutées aux produits du commerce, difficile de savoir ce que votre corps aime ou n'aime pas... Et profite-t-on vraiment des aliments quand nos goûts sont influencés par une liste d'ingrédients? Ne vous laissez plus berner par les allégations santé qui servent à faire valoir un produit pour en augmenter le prix, mais ne reflétant nullement sa qualité nutritive. Manger santé, c'est reprendre le contrôle de son alimentation, c'est moins dépendre de l'industrie. Et c'est reprendre le contrôle de ses signaux de faim, de satiété, et de son environnement alimentaire. La façon de manger est aussi importante que ce que l'on mange! D'ailleurs, cela convient tout à fait au mouvement qui doit s'amorcer sur le plan collectif pour minimiser les impacts environnementaux de notre mode de vie occidental. Manger « local », ce n'est pas seulement meilleur pour notre santé. Ce l'est également pour la santé de la planète. Le nouveau guide alimentaire brésilien, considéré comme un modèle bénéfique qui influencera certainement plusieurs autres pays, présente un ensemble de recommandations beaucoup plus holistiques, en valorisant le retour à la cuisine, aux repas en famille et à tout ce que représentait l'alimentation il n'y a pas si longtemps. Les ancêtres des guides alimentaires actuels ont été développés dans un contexte où les gens avaient des carences. Ce n'est plus le cas aujourd'hui. De nos jours, ce qui fait le plus de différence sur le statut nutritionnel, c'est le niveau de dépendance aux aliments transformés. Plus on mange transformé, moins nutritive est notre alimentation. Le contexte a grandement changé, mais les guides ne s'y sont pas encore adaptés.

Augmentez radicalement la consommation de fibres végétales par l'ajout de fruits, de légumes et de légumineuses

Choisissez des fruits et des légumes de couleurs vives : vert, orange, jaune et mauve, car les pigments contenus dans ces légumes sont ceux qui ont le plus de chances d'agir directement sur la cascade inflammatoire. Si six à huit portions par jour vous semblent trop, c'est peut-être parce que vous surestimez ce que représente une portion. Une demi-tasse de fruits ou de légumes représente habituellement une portion, donc il n'est pas si difficile de manger trois tasses de légumes et de fruits par jour. Concrètement, on parle ici d'environ trois fruits de la grosseur d'un poing et d'un bol de salade contenant une variété de légumes colorés. Ce minimum est encore plus facile à atteindre lorsque l'on utilise les légumes comme source de féculents, par exemple les légumes provenant des cucurbitacées comme les courges, ou les légumes racines telle la patate douce. Personnellement, avec l'habitude, j'ai plutôt de la difficulté à en manger moins!

Une diète riche en fruits et légumes serait une des meilleures protections contre l'inflammation chronique et cela ressort dans de nombreuses études. Les individus consommant le plus de fruits et légumes ont les niveaux de CRP, IL-6 et TNF alpha les plus bas ainsi que les plus faibles marqueurs de stress oxydatif. Les effets bénéfiques commencent effectivement à être significatifs à partir de quatre à cinq portions au total.

Dans une autre étude où l'on comparait l'impact des agrumes, dans leur forme entière et sous forme de jus, on a pu observer également que plusieurs cytokines, incluant l'IL-18 ainsi que la CRP, étaient proportionnellement associées à l'apport total en agrumes et que les jus d'agrumes contribuaient à en maximiser l'effet. L'effet était marqué à partir de deux agrumes par jour.

Concernant les bienfaits sur l'immunité des fruits et légumes, on entend plus souvent parler des baies, comme le bleuet et la canneberge, des crucifères, comme le chou frisé (*kale*), et des agrumes. Toutefois, parmi les fruits et légumes dont le potentiel anti-inflammatoire est reconnu, d'autres gagnent à être intégrés de façon régulière dans notre alimentation tels les champignons asiatiques, les cerises, les poireaux. Même l'oignon, un légume que l'on considère comme assez ordinaire, est une excellente source de flavonoïdes.

Les flavonoïdes sont ce groupe de substances qui sont responsables de la couleur variée des fleurs et des fruits et représentent une source importante d'antioxydants dans notre alimentation. C'est une sous-classe de la grande famille de composés appelés « polyphénols ». Il y en a plus de six mille à avoir été décrits chez les plantes. Les flavonoïdes ont été découverts par Albert Szent-Györgyi en

1936 qui a reçu le prix Nobel de physiologie ou médecine, en 1937[49]. Ce n'est donc pas d'hier que l'on connaît leur existence, et ce n'est pas pour rien que l'on nous répète que les fruits et légumes colorés sont différents des autres.

Parmi les flavonoïdes, il existe une sous-classification basée sur la structure de la molécule. Les isoflavones et les anthocyanines sont considérées par certains comme faisant partie de familles différentes des flavonoïdes, alors que d'autres les regroupent dans une seule et même famille. Le tableau suivant résume les diverses classes de flavonoïdes et les principales sources dans notre alimentation. Il y en a finalement dans plusieurs aliments faciles à intégrer, et dans plusieurs qui sont régulièrement consommés en Occident.

Flavonols : quercétol, kaempférol, myricétol	Oignon (surtout rouge), *kale*, vert du poireau, cerise, brocoli, pomme, raisin noir, cacao, piment Tomate mûre, bleuet Thé noir, canneberge, poudre de cacao, basilic Bière, vin rouge, ciboulette
Flavones : tangeretol, apigénol, lutéolol chrysine...	Persil, céleri, piment chili, romarin
Flavanones : naringetol, naringine, hesperetol, ériodictyol...	Pomelo, pamplemousse, orange Marjolaine
Flavanol	Origan, vin rouge
Flavanols : silibinine, silymarine, taxifoline...	Cacao
Isoflavones : génistéine, glycitéine...	Farine de soya, produits de soya et tofu, lait de soya
Catéchines (proanthocyanidines) : épicatéchine, gallocatéchine...	Légumineuses, abricot, pêche, cerise, mûre, raisin, vin rouge, cidre, thé vert et noir, cacao
Anthocyanines : cyanidine, delphinidine, malvidine...	Baie, rhubarbe, raisin noir, cerise noire, canneberge, prune, chou rouge, vin rouge

Les flavonoïdes les plus puissants pour contrer l'inflammation semblent être les flavanols, notamment le quercétol et le myricétol. On a observé des effets de multiples flavonoïdes sur l'expression de la COX-1 et de la COX-2, directement dans les entérocytes (cellules de l'intestin). À noter que les flavonoïdes ont un effet sur l'inflammation, mais également un effet anti-plaquettaire, tout comme la cyclo-oxygénase. Dans une étude visant à classer les flavonoïdes selon leur potentiel anti-inflammatoire, les flavonoïdes qui produisaient un effet le plus important sur les types de prostaglandines impliquées dans l'inflammation étaient le quercétol, l'apigenol, le lutéolol et la myricétol[50]. Ces flavonoïdes agiraient directement sur la réponse immunitaire, de sorte que les leucotriènes et autres médiateurs des processus inflammatoires comme les cytokines et les chimiokines seraient inhibés. Les flavonoïdes inhiberaient également la sécrétion des immunoglobulines telles que les IgG, IgM, IgA, en laboratoire.

Découvrir les aliments anti-inflammatoires et élargir mon répertoire culinaire a été un moyen pour moi de faire oublier à mon corps ce qu'il avait subi. Car, quand nous souffrons, nous sommes enfermés dans un corps qui ne nous fait que du mal. Toute sensation agréable est associée à une sensation désagréable, à un prix à payer, à une douleur qui suit le plaisir accordé. Grâce au traitement, je pouvais enfin profiter simplement des plaisirs de la vie, et le fait de ressentir une sensation agréable n'avait plus besoin d'être négocié. Et parce que je ne tenais rien pour acquis et que je ne savais pas si cela allait durer, je voulais en profiter au maximum. Cuisiner des repas qui me plaisaient, c'était une façon de me prouver que je méritais ce qu'il y avait de mieux, que j'étais encore importante, que j'avais le droit d'être heureuse, moi aussi, et que la vie méritait d'être vécue. Car, la maladie, la perte d'un emploi et de capacités, ça a de quoi détruire l'estime personnelle. Ça vous casse, vous écrase, toutes les fondations y passent, jusqu'à temps qu'il n'y ait plus d'autre choix que de tout rebâtir. J'ai rebâti mes nouvelles fondations avec du chocolat aromatisé de garam masala et du mortier à base d'avocat! Comme quoi il ne faut jamais sous-estimer le pouvoir de la symbolique de nourriture sur la voie de la guérison.

Il n'y a pas que par les flavonoïdes que les fruits et légumes peuvent avoir un effet sur l'inflammation. Certains fruits, comme la pomme grenade, la fraise, la mûre et le raisin muscat contiennent de l'acide ellagique, une autre sorte de polyphénols dont la biodisponibilité est très faible pour l'homme, mais qui peut être convertie par nos bonnes bactéries en urolithines, des composés que l'on soupçonne d'agir sur la cascade inflammatoire. Leurs effets sont actuellement observés seulement sur des cellules en laboratoire, mais les aliments riches en acide ellagique semblent comporter des effets anti-inflammatoires dont on entendra sûrement plus parler dans le futur. D'autres fruits ou légumes, comme certains champignons, sont reconnus pour être anti-inflammatoires en fournissant les matières premières aux bactéries bénéfiques de notre intestin appelées « polysaccharides » (effet prébiotique). D'autres champignons contiennent des substances tels les terpénoïdes qui empêchent les leucocytes de s'immobiliser sur les parois de la cellule. C'est un peu comme s'ils empêchaient le leucocyte, ce messager d'inflammation, de frapper à la porte de nos cellules, ne leur laissant ainsi pas le temps de nous livrer leur colis. Le message inflammatoire n'est pas transmis et ils ne peuvent donc pas détruire nos tissus. D'autres empêchent les dommages causés par les macrophages. Toute une variété de champignons, la plupart du temps des champignons provenant d'autres cultures, recèlent des trésors inégalés. Pour tous les composés bioactifs retrouvés dans les aliments végétaux, la composition et le contenu varient selon le cultivar, le sol, les conditions environnementales, le niveau de mûrissement, le moment de la culture ainsi que les conditions d'entreposage et de transformation. C'est une des raisons pour lesquelles il est très difficile de quantifier leur potentiel anti-inflammatoire. Mais, nous savons que

Principaux champignons aux propriétés anti-inflammatoires reconnues disponibles en Occident et comestibles (contenant des polysaccharides ou des terpènes)

- *Agaricus bisporus* — champignon de Paris, Portobello, Crimini (mêmes variétés, âges différents)
- *Lentinula edodes* — shiitaké
- *Pleurotus ostreatus* — pleurote en huître et autres espèces voisines
- *Grifola frondosa* — le maitaké du Japon

ces composés bioactifs jouent un rôle important et qu'ils existent de façon répandue dans les fruits et légumes colorés.

C'est dans les légumineuses que l'on retrouve les isoflavones. Quand on compare les matières fécales de cultures s'alimentant d'une grande variété d'aliments végétaux, dont les légumineuses, à celles des Européens, on remarque une différence marquée dans la diversité du microbiote. Les *Bacteroidetes* et les Firmicutes dont on a déjà mentionné les bienfaits sont prédominants dans ces cultures, alors que chez les Européens (et présumément chez nous), les entérobactéries, potentiellement pathogènes, sont plus nombreuses. On attribue les bienfaits des légumineuses à leur capacité à nourrir les bonnes bactéries aptes à permettre une production plus élevée d'acides gras à chaîne courte, dont l'acide acétique, proprionique, butyrique et valérique. Simpson et Campbell ont également pu constater ces différences chez les enfants.

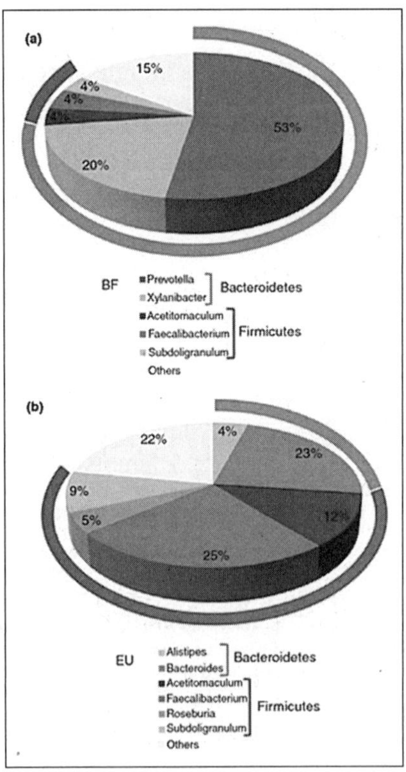

Les bactéries retrouvées dans l'intestin des habitants du Burkina Faso (a) diffèrent de celles retrouvées dans l'intestin des Européens (b). On y retrouve un ratio *Bacteroidetes*/Firmicutes plus élevé au Burkina Faso. 73% de *Bacteroidetes* au Burkina Faso contre 27% en Europe.

Source : Simpson et Campbell, *Dietary fibre-microbiota interactions*[53].

C'est ce que l'on appelle l'« effet prébiotique », c'est-à-dire la capacité d'un aliment à nourrir notre flore intestinale afin qu'elle puisse être maintenue en santé. En consommant plus d'aliments prébiotiques, on favorise le maintien des *Bacteroidetes* et des Firmicutes, ces bactéries qui nous aident à réguler notre immunité.

Modifiez votre ratio oméga-3/oméga-6

Voici quatre stratégies importantes pour modifier votre ratio oméga-3/oméga-6 :

1. Choisissez de bonnes huiles. Sous toutes ses formes, l'olive semble bénéfique sur la cascade inflammatoire. Grâce à une étude réalisée sur des volontaires d'âge moyen et des aînés (pendant douze semaines, en leur donnant 500 mg d'extrait d'olive par jour) souffrant de douleurs articulaires légères au genou, particulièrement lors de l'utilisation des escaliers, on a remarqué des améliorations ressenties par les volontaires ayant consommé l'extrait d'olive par rapport au placebo. Les effets de la réduction de la douleur étaient dus selon les auteurs à l'acide malonique, un composé dont la teneur est élevée dans les olives[54].

L'huile d'olive contient également de l'oléocanthal, qui aurait un effet bloquant sur les enzymes impliquées dans la cascade inflammatoire. Une étude récemment publiée a révélé que 45 ml d'huile d'olive aurait le même potentiel anti-inflammatoire qu'un dixième de dose d'ibuprofène (Advil, Motrin[55]). Cet article a fait le tour des médias sociaux. Toutefois, pas de quoi faire la fête, car il faudrait donc 450 ml pour équivaloir à un comprimé… À ce rythme, c'est votre foie qui y passera! Mais, le fait de pouvoir identifier que les mécanismes utilisés par ce composé sont les mêmes que ceux des médicaments est quand même très encourageant, car cela signifie que de petits changements cumulatifs peuvent faire une différence et que la réduction de l'inflammation par l'alimentation est possible. De plus, quand on remplace les gras hydrogénés par l'huile d'olive, on élimine une source de gras pro-inflammatoires, alors on joue sur les deux tableaux en même temps.

Cette découverte donne encore une fois de bons points à la diète méditerranéenne dans la course à l'inflammation, et l'usage régulier et abondant de cette huile serait un élément important conférant à ce mode alimentaire de nombreux avantages sur la santé[56].

Étrangement, l'huile d'olive comporte de nombreux bénéfices sans contenir d'oméga-3. Elle contient plutôt des oméga-9 et des mono-insaturés. Puisqu'elle ne contient aucun oméga-6 ou très peu, son usage contribue donc à maintenir un ratio oméga-3/oméga-6 équilibré. Toutefois, on reconnaît que l'huile d'olive n'est pas toujours appropriée sur le plan culinaire. Un gâteau ou des biscuits à l'huile d'olive extra-vierge ne gagneront pas nécessairement le cœur de vos enfants ou un concours culinaire. C'est pour cela que l'huile de canola, riche en oméga-3 et neutre au goût, s'avère un très bon choix à intégrer de façon régulière à notre alimentation, particulièrement lorsqu'il s'agit de cuisson ou de recettes. Une cuillère à table par jour de cette huile permet de combler nos besoins minimaux en oméga-3. Cette huile, combinée avec l'huile d'olive, est donc un atout de plus pour réduire l'inflammation.

L'huile d'olive extra-vierge est parfaite pour les vinaigrettes et autres recettes n'exigeant pas de cuisson. L'huile d'olive pure à 100 % est très indiquée pour la cuisson, car elle tolère bien la chaleur. Pour que votre huile d'olive vierge tolère mieux les hautes températures, vous pouvez utiliser une combinaison d'huile d'olive accompagnée d'huile de canola. L'huile de canola, très stable à la cuisson, augmentera le point de fusion du mélange. Quand une huile se met à fumer, c'est mauvais signe. Des composés nocifs sont dégagés et il vaut mieux utiliser une huile plus stable à la cuisson contenant moins d'oméga-3 que d'incorporer des carcinogènes puissants en faisant calciner une huile extra-vierge, tout à fait nutritive, mais non appropriée pour la cuisson.

2. Augmentez votre consommation d'aliments d'origine marine. Comme nos ancêtres qui dépendaient de la pêche pour leur subsistance, nous en dépendons encore pour notre santé. Tous les aliments d'origine marine sont nutritifs, mais certains sont plus riches en oméga-3 que d'autres. L'important est d'en ajouter une bonne quantité, et la variété est de mise. Parmi les aliments d'origine marine, il n'y a pas que le fade filet de sole. Il y a les algues, séchées ou fraîches, les fruits de mer, les poissons gras, les crustacés… Plusieurs de ces produits sont beaucoup plus abordables que l'on ne le pense, et quand on considère leur haute valeur nutritive, ils valent amplement leur prix. D'ailleurs, payer un peu plus pour sa santé, c'est sauver de l'argent dépensé en médicaments plus tard! Voyez donc votre saumon comme un investissement, pas une dépense.

3. Ajoutez de petites quantités de noix chaque jour. Celles-ci vous aideront à améliorer votre ratio oméga-3/oméga-6 sans trop d'effort. On ne fait pas cuire les noix et elles s'emportent partout! Tout comme les poissons, les noix peuvent sembler hors de prix, mais c'est parce que la plupart des gens en mangent trop! Lorsque l'on regarde la quantité nécessaire pour équivaloir à une portion de viande en ce qui concerne les protéines, par exemple, il n'en faut que très peu. Cinq dollars de noix de Grenoble, qui sont particulièrement riches en oméga-3, vous fourniront au moins la valeur de dix onces de viande en matière d'énergie et de protéines. Vu ainsi, l'achat de noix s'avère finalement très économique, vous y sauverez au change, bien sûr, à condition que votre collation riche en protéines vous encourage à manger moins de viande au souper... Et c'est exactement ce qu'il faut faire avec les noix, nous en servir pour que notre collation soit équilibrée, grâce à une combinaison de glucides (les fruits, par exemple) et de protéines afin de nous soutenir et de nous rendre moins affamés au prochain repas.

Il y a une raison valable pour ne pas manger de noix : en cas d'allergie. Mais, très rares sont ceux qui sont allergiques à toutes les noix en même temps. Les noix sont en fait des fruits à coque qui viennent d'arbres complètement différents. Il est donc possible de consommer les variétés tolérées et de les intégrer dans l'alimentation de façon régulière. Les graines de lin (moulues) et de chia (telles quelles) peuvent également compenser l'absence de sources marines d'oméga-3, même si elles sont moins bien absorbées.

4. Prenez des suppléments si c'est nécessaire. Si les aliments contenant des oméga-3 ne sont pas envisageables, par exemple parce que vous êtes allergique aux poissons, ou si votre consommation n'est pas régulière, il vaut mieux aller chercher vos oméga-3 en suppléments que de ne pas combler vos besoins. Entre la théorie et la vraie vie, il y a un monde. On a beau vouloir manger du poisson trois fois par semaine, ce n'est pas dit que notre famille veuille en faire autant. On aime les noix, mais quelqu'un dans notre famille y est allergique. Toutes sortes de situations peuvent justifier l'utilisation d'un supplément. Et la quantité recommandée de 1 000 mg par jour ne peut pas causer de toxicité, même si vous avez mangé du poisson cette journée.

Privilégiez les cuissons douces

Un chimiste français, Louis-Camille Maillard, découvrait en 1911 que des acides aminés mis en présence de sucres et à température élevée brunissaient en créant des composés très voisins de l'humus. Il expose cette découverte à l'Académie des sciences, puis dans un ouvrage publié en 1913, *Genèse des matières protéiques et des matières humiques*. Cette réaction chimique est depuis appelée « réaction de Maillard », connue dans le monde scientifique sous le nom de *glycation*. Derrière ce terme scientifique se cache la résolution du mystère de la saveur particulière de la croûte du pain, du goût grillé de la viande, du goût de la torréfaction du café. De telles cuissons à forte température induisent la production de l'acrylamide typique des aliments frits riches en amidon et sucres complexes, comme les *chips*, les céréales à déjeuner et tous les aliments fortement grillés ou cuits à plus de 120 °C. Leur pouvoir cancérigène et toxique est reconnu, l'Organisation mondiale de la santé la reconnaît d'ailleurs comme « présentant un risque pour la santé humaine ». Les réactions de Maillard produisent ultimement des AGE (*advanced glycation end products*) qui, lorsqu'ils sont présents dans l'organisme, favorisent l'augmentation de la production d'IL-6, d'IL-1α et de TNFα par un stress oxydant augmenté.

Les réactions de Maillard peuvent se produire à faible température, mais seront alors beaucoup plus lentes. (Une augmentation de température de 10 °C double en moyenne la vitesse de réaction[57]).

Les cuissons douces sont utiles pour fournir une alimentation satisfaisante sans revenir à la consommation exclusive d'aliments crus. Les cuissons douces, en particulier à la vapeur, à la mijoteuse, et les sautés légèrement cuits sont très adéquats. En limitant la consommation de plats cuisinés industriels et le recours aux fritures au profit du goût des aliments frais et peu cuits, il est aisément possible de réduire la quantité de corps de Maillard que nous ingérons. Évitez de laisser la viande brûler sur le BBQ ou séparez la viande d'un papier aluminium ou d'une lèchefrite. Autrement dit, si vous mangez votre steak bleu, il y a moins de chances qu'il soit inflammatoire que si vous l'aimez quand il ressemble à une semelle de botte.

Buvez santé!

L'intestin est le réceptacle de tout ce que l'on mange, mais également de tout ce que l'on boit. Si vos repas sont des modèles d'équilibre alimentaire, mais que vous carburez aux boissons gazeuses ou énergétiques toute la journée, vous « débalancez » considérablement cet équilibre. Graduellement, remplacez vos liquides peu nutritifs par plus d'eau. Vous pouvez le faire de façon graduelle en diluant votre jus avec de l'eau pétillante, par exemple, jusqu'au jour où vous aurez une eau pétillante aromatisée de jus. Pourquoi mieux choisir ses liquides pour mieux gérer l'inflammation? C'est que l'eau est en quelque sorte l'antigel de notre corps. Quand il y a le feu, on fait venir les pompiers, non?

Le maintien de la température dépend directement de l'apport hydrique. Plusieurs cellules cessent aussi de fonctionner de façon optimale en état de déshydratation, créant des crampes, des migraines et toutes sortes d'autres malaises non nécessaires. De plus, si vous augmentez considérablement votre apport en fibres, boire plus d'eau est une absolue nécessité. Plusieurs personnes se plaignent d'inconforts quand elles augmentent les fibres, mais c'est souvent parce qu'elles ne boivent pas d'eau. Elles se créent de gros bolus solides qui n'avancent pas!

Tout comme il est essentiel de mettre de l'eau dans un radiateur en surchauffe, ménagez votre corps qui est déjà suffisamment réchauffé, il n'en a pas besoin de plus! Si vos seuls liquides sont des liquides caloriques peu nutritifs et que vous vous mettez à boire plus pour mieux vous hydrater, vous infligerez à votre corps une surcharge calorique qui est contreproductive en ce qui a trait à l'inflammation. Des calories vides en plus qui prennent la place d'aliments et de breuvages qui pourraient aider votre cause tel le thé vert ou noir.

Il est pratiquement impossible de boire un thé en étant stressé. C'est un liquide qui porte à la détente, et contrairement au café, le thé contient de la théanine qui a un effet légèrement sédatif annulant les effets de la caféine et de la théine qu'il contient. Dans le thé vert, on retrouve des flavonoïdes du type épigallocatéchine qui semblent atténuer l'arthrite en réduisant les marqueurs pro-inflammatoires in vitro chez les souris. Avec ces flavonoïdes, la proportion de cellules Treg augmente dans le foie des souris, ce qui suggère que le thé vert accentuerait le rôle des cellules T dans la régulation de la tolérance[58].

Comblez vos besoins en vitamine D

Concrètement, quel impact la vitamine D aurait-elle sur les symptômes d'arthrite? Des études sur les souris ont démontré que la vitamine D préviendrait non seulement le déclenchement de l'arthrite, mais sa progression. D'ailleurs, chez les humains, on a remarqué que l'indice d'activité de la maladie était plus faible durant les mois d'été, que durant les mois d'hiver, où les taux de vitamine D sanguins étaient les plus élevés. Il ne s'agit que d'une corrélation, mais ces corrélations s'accumulent, car elles ont été reconnues dans plusieurs autres contextes. Entre autres, dans une étude où 266 femmes afro-américaines souffrant d'arthrite rhumatoïde ont été évaluées, on a trouvé une prévalence de la déficience en vitamine D de l'ordre de 50 %.[59] Dans une étude où les sujets étaient des vétérans, on a remarqué également une corrélation où ceux-ci présentaient des niveaux de vitamine D proportionnels à leur taux de CRP et de sensibilité aux articulations, spécifiquement chez ceux qui étaient déficients en vitamine D, mais pas chez les autres. De plus, l'exposition au soleil semblait être reliée à la rémission de la maladie et à une meilleure réponse au traitement. Le rêve de tout arthritique d'aller vivre dans le Sud à l'approche de l'hiver semble donc émaner d'un certain fondement scientifique! Selon une étude de Patel (et coll.), chaque nanogramme par millilitre d'augmentation dans les niveaux de vitamine D était associé avec une diminution de l'activité de la maladie de 0,3 %, et une réduction de la CRP de 25 %[60]. Cela est loin d'être négligeable. On a également trouvé une association entre le niveau de vitamine D et d'autres désordres tels que la fibromyalgie, mais la réduction de la douleur était moindre que dans le cas d'autres types d'arthrite comme l'ostéo-arthrite. Une étude qui examinait l'efficacité de grandes doses de vitamine D intramusculaire a conclu qu'une supplémentation de grandes doses de vitamine D pendant trois mois augmentait considérablement les niveaux de vitamine D sérique tout en réduisant la douleur et la fatigue chez les patients souffrant d'arthrite rhumatoïde et d'une déficience en vitamine D.

Comment la vitamine D peut-elle agir sur nos articulations de la sorte? L'hypothèse actuelle est que la vitamine D, parce qu'elle est impliquée dans plusieurs processus métaboliques, serait plus qu'une simple vitamine. Elle ressemble pratiquement à une hormone tellement elle joue un rôle important dans de nombreux systèmes. La déficience en vitamine D occasionnerait en fait une augmentation de la réponse immunitaire par l'augmentation de la réponse des cellules Th17, celles qui apportent le message à nos cellules d'enclencher l'inflammation. La vitamine D est soupçonnée de moduler le système immunitaire inné par son effet sur les monocytes, les macrophages et les cellules dendritiques. La vitamine D affecterait la production de cytokines par les cellules dendritiques en inhibant l'IL-12 et l'IL-23, mais en augmentant l'IL-10, ce qui entraînerait un impact sur les cellules T, qui choisissent alors de se différencier en cellules Th2 et Treg plutôt qu'en Th1 et Th17. Cette suppression de la Th17 est nécessaire à la régulation de la réponse immunitaire, car sans cette suppression, le système immunitaire s'emballe. C'est ce phénomène qui expliquerait que la déficience en vitamine D amène une réponse immunitaire exagérée. L'évidence s'accumule rapidement quant à l'importance de la vitamine D en ce qui a trait à l'inflammation[61].

Fractionnez vos calories

La répartition des protéines est importante. Plusieurs diètes à la mode vantent les mérites de gros repas où les protéines sont permises à volonté. Cela n'est pas compatible avec la santé ni avec la réduction de l'inflammation. Il en va de même pour les glucides. Les contenus en glucides devraient suffire à maintenir un niveau d'insuline stable entre les repas et cela peut être accompli avec environ 40 g de glucides (variant selon votre constitution et votre niveau d'activité physique, bien sûr), préférablement des glucides à faible indice glycémique, à chaque repas. Pour encore mieux lutter contre l'inflammation, ces glucides devraient être de bonnes sources de polyphénols, comme les légumes, les fruits et des grains entiers, tout en réduisant les glucides raffinés. Malgré que la littérature scientifique demeure controversée quant au fait qu'un régime à faible indice glycémique cause réellement une perte de poids, il est plus clair et bien démontré qu'une moins grande charge glycémique réduit le fardeau inflammatoire.

La routine de repas nécessite de la part de notre organisme un certain contrôle hormonal, et celui-ci ne dure qu'environ quatre ou cinq heures. Plusieurs petits repas complémentés de collations nutritives, c'est donc une stratégie favorable à la réduction de l'inflammation. Cela comporte également plusieurs avantages sur le plan du maintien d'un poids santé, ce qui à son tour permet de prévenir l'accumulation de tissus adipeux, qui ont le potentiel de sécréter eux aussi des médiateurs d'inflammation (adipokines). Les nouvelles tendances alimentaires encourageant le jeûne régulier, appelé « jeûne intermittent », sont donc défavorables à la santé, plus spécifiquement à la santé immunitaire. En fin de compte, il faut respecter sa satiété et éviter d'imposer à son corps le stress du manque autant que le stress du trop. Un corps qui se bat pour mobiliser des réserves et les réentreposer de façon quotidienne ne peut s'attarder à son système immunitaire. Le système immunitaire est pour ainsi dire un luxe dont on profite quand tout le reste est acquis. C'est logique : un village affamé n'est pas en mesure de bien se défendre!

Quand j'ai commencé à ressentir les bienfaits de l'alimentation, je mangeais différemment de tout le monde. Pour la première fois, j'ai eu à décider ce que j'avais envie de manger. Et je dévorais littéralement tous les bouquins et articles scientifiques sur l'inflammation en lien avec l'alimentation. Jamais je n'avais autant réalisé, avant d'être malade, tous les trésors dont la nature regorgeait. J'étais une scientifique, et la science m'avait détournée de l'essentiel. La nature avait prévu tant de joyaux pour me garder en santé, et toutes ces années, je m'étais concentrée à lire les étiquettes!

Je me suis remise en marche. Moi qui avais cessé de cuisiner, car je n'en avais pas l'énergie, j'ai repris goût à la cuisine. Mes sens s'étaient réveillés d'une longue hivernation. C'était exactement ce dont j'avais besoin pour me distraire de ma maladie, et me remonter le moral. J'avais écrit des livres sur la relation avec la nourriture, je savais rationnellement que les sens jouaient un rôle sur la qualité de vie. Mais, pour la première fois, je le vivais dans mes tripes. Je ne mangeais plus seulement pour fournir le bon carburant à mon corps. Je mangeais pour le plaisir de la découverte, pour la première fois de ma vie. Mes papilles étaient devenues mes amies.

Relevez vos plats!

Une fois que l'on a pris la décision de manger moins transformé, on se voit affronter une réalité sensorielle tout à fait différente. Les aliments transformés goûtent salés, et le gras ajouté confère des propriétés organoleptiques aux aliments. Nos papilles y sont habituées, et nous avons associé la notion de « savoureux » à ce type de stimuli. C'est pourquoi il est important de ne pas simplement cesser de manger transformé, mais de commencer à explorer toutes les pistes aromatiques que les aliments transformés ne nous permettent pas de capter. Vous aimez les fruits en conserve, mais vous ne les aimez pas nature? Découvrez-les dans des recettes, mariez-les à des épices, et apprivoisez des fruits que vous n'avez jamais goûtés. Votre cerveau a besoin de sensations plaisantes, mais pas nécessairement de sensations provenant de sel et de gras ajouté. C'est un conditionnement qui peut être modifié et les papilles sont des organes qui s'adaptent très rapidement, car elles se renouvellent en deux semaines. C'est à peu près le temps qu'il faut pour vous déshabituer du sel, mais il vaut la peine de persévérer, car vous pourrez par la suite profiter d'un répertoire de saveurs beaucoup plus varié en assaisonnant avec de nouveaux ingrédients qui vous feront du bien, tant au corps qu'à l'esprit. Il est par contre essentiel de reconnaître que si vous diminuez les produits transformés, vos sources de sodium deviendront beaucoup moins abondantes, au point d'en manquer. Il est alors possible que vous ayez des rages d'aliments salés et cela peut être prévenu en ajoutant un peu de sel à table ou dans vos recettes. Encore ici, l'écoute est de mise!

Il existe une grande variété d'herbes et d'épices et plusieurs ont des effets anti-inflammatoires démontrés. Il y en a également probablement même plusieurs dont les propriétés ne sont pas encore connues. Les fines herbes et les épices devraient faire partie intégrante de toutes vos recettes, tant pour leur saveur que pour leur teneur en composés bioactifs tels les flavonoïdes comme le quercétol, l'apigénol, le lutéolol, le kaempférol et l'acide cinnaminique. Parmi les anti-inflammatoires les plus réputés, on compte le gingembre, par son contenu en gingérol.

Les composés de la famille des gingérols et leurs dérivés inhibent la production des prostaglandines et des leucotriènes en agissant directement sur l'activité de la COX-1 et COX-2. Le gingérol interagit avec les facteurs qui régulent l'expression des gènes de l'inflammation comme le NF-kb. La racine de gingembre est également capable d'inhiber les Lipolysaccarides produits par les bactéries à Gram négatif, celles qui ont un potentiel pathogène (les PAMP, signaux de danger pour la cellule). C'est donc dire que le gingérol agit à plusieurs niveaux. On a testé l'extrait de gingembre et on a observé une diminution majeure de l'ordre de dix fois moins de TNF alpha présents dans les macrophages traités avec l'extrait de gingembre. Les IL-1 et IL-12 étaient également réduits. Puisque la COX-1 est elle aussi inhibée, l'effet anti-plaquettaire du gingembre existe également. Le gingérol agit donc de la même façon que les anti-inflammatoires non stéroïdiens[62]. C'est aussi le cas de plusieurs épices.

Le soulagement relativement nouveau que je ressentais me donnait le goût de vivre. Je me suis procuré toutes ces épices anti-inflammatoires dont j'avais lu les bienfaits et je suis ressortie avec une facture salée, un sac bien rempli de ce que je considérais comme mes nouveaux médicaments, ou plutôt « alicaments ». Mais, l'expérience tenait beaucoup plus du sensoriel que du thérapeutique. Pour moi, les épices étaient toujours venues en sachets. Je n'avais jamais utilisé un mortier de ma vie et je n'en comprenais pas trop l'utilité. Mais, ce mignon petit mortier en pierre a eu raison de mon cœur, je le ramenais à la maison et allais l'apprivoiser. Ce fut une découverte, une révélation. J'ai réalisé tout ce que j'avais manqué. Les saveurs se multipliaient, se mélangeaient, j'essayais tout, j'en mettais partout. Et j'ai réalisé à quel point tout était toujours bon! Encore aujourd'hui, j'improvise continuellement et je n'ai jamais été déçue d'aucune de mes aventures gastronomiques. Cuisiner avec les épices, c'est toujours un délice.

Dans les épices qui sont souvent citées parmi les plus anti-inflammatoires, le curcuma semble lui aussi remporter la palme. Effectivement, la curcumine agit comme le resvératrol (dans le vin rouge). Les deux ont des effets sur les mêmes médiateurs que le gingérol, c'est-à-dire les TNF alpha et IL-1B. Une étude a démontré que le NF-kb était inhibé directement dans les chondrocytes et d'autres cellules de divers tissus[63]. Tous ces processus ne sont pas encore connus, car il est possible que ces composés affectent plus d'un processus métabolique en même temps. D'ailleurs, les agents anti-inflammatoires qui visent plusieurs cibles de la cascade inflammatoire sont habituellement les plus efficaces, faisant même de ces composés des avenues prometteuses pour la recherche pharmaceutique.

Les aromates dont le potentiel anti-inflammatoire est le plus reconnu

- Curcuma
- Clou de girofle
- Gingembre
- Cannelle
- Romarin
- Persil
- Menthe
- Origan
- Muscade
- Thym
- Basilic

La qualité des épices fait également toute la différence. Entre une épice entière fraîchement broyée au mortier et une épice en sachet, il y a un monde... Quand vous achetez des épices en sachets déjà moulues, vous achetez des épices cueillies il y a souvent plus d'un an, même deux. Entre la cueillette et la mouture, il y a plusieurs mois et entre la mouture et l'arrivée sur les tablettes des épiceries également. Vous pourrez profiter au maximum des bienfaits des épices si vous les achetez dans des boutiques spécialisées ou chez des fournisseurs qui peuvent vous décrire la provenance de leurs épices. Achetez-les entières et commencez à cogner! Les plus petits mortiers sont les plus pratiques, car ils permettent d'obtenir la quantité appropriée pour une recette à la fois. Vous pouvez ainsi expérimenter de nouvelles saveurs à chaque repas! Et utilisez-les abondamment. Les épices ne sont pas des médicaments, elles ne fournissent pas les mêmes doses. Mais, c'est l'accumulation de multiples petits changements qui finiront par entraîner un impact important.

Pour profiter encore plus des bénéfices des composés bioactifs des épices, combinez-les avec une source de gras, comme en les ajoutant en début de cuisson lorsque vous sautez vos plats. Vous en ferez également ressortir tous les arômes! Plusieurs aromates sont d'ailleurs rehaussés par la cuisson. Vous pouvez également les inclure dans des recettes de desserts, tels les gâteaux, les biscuits, en prenant soin de les ajouter directement à l'étape où vous mélangez les corps gras de la recette.

Dans le cas des fines herbes, c'est l'inverse. Vous avez avantage à les consommer crues le plus souvent possible afin d'en préserver toute la valeur nutritive, et la plupart deviennent d'ailleurs plutôt fades à la cuisson. Comme pour le cas des épices, rien ne vaut les fines herbes fraîches, car les fines herbes en sachets sont souvent victimes de remplissage. Sans compter qu'elles s'avèrent elles aussi entreposées trop longtemps. Une fois que vous aurez pris goût aux fines herbes, vous ne voudrez plus vous en passer, même en hiver. Jardiner demeure la meilleure stratégie! Non seulement cela vous procurera un certain exercice non négligeable, mais vous pourrez entreposer vous-même vos fines herbes sous forme de petits cubes congelés et ainsi en profiter toute l'année. Et, des fines herbes

Quand j'ai commencé à goûter à un semblant de soulagement, ce nouvel élan m'a donné le goût de vivre la totale. C'était décidé, je deviendrais chocolatière! Je me suis inscrite à des cours de chocolaterie. Ce fut ma première activité, mon premier engagement depuis longtemps. Il fallait quelque chose de vraiment intense pour que j'accepte de braver janvier! Je ne savais pas si mon corps serait capable de faire les 35 km aller-retour en voiture à l'époque. J'avais peur de reprendre la route tellement les véhicules m'avaient fait souffrir de par l'immobilité de ma posture. J'avais en horreur les déplacements, car je me sentais captive, incapable de bouger pour me distraire quand la douleur m'assaillait. Mais, je me suis lancée tête première sans trop réfléchir, j'avais envie de me gâter, de profiter de chaque minute que la vie m'accordait et le chocolat semblait tout à fait indiqué pour panser mes blessures! Je me suis vite rendu compte de l'aspect physique du périple... Faire du chocolat peut sembler facile aux yeux d'amateurs. On le fait fondre, on le met dans un moule et on attend... Dieu, non! Le chocolat se mérite. Il faut le brasser énergiquement exactement le temps prévu pour qu'il fige et qu'il ne fonde pas à la température de la pièce une fois démoulé. Pas question d'arrêter parce que vous êtes fatigué, car un résultat médiocre s'ensuivrait.

C'était un massage d'omoplate dont j'étais loin de me douter! Mais, c'était exactement ce dont mon corps avait besoin pour délier tous ces muscles atrophiés et meurtris par mon BBQ intérieur. Je suis tombée amoureuse de cette matière et de toutes ses possibilités. Et une fois que l'on s'est mis les mains dans le chocolat, que l'on en sent les arômes pendant trois heures, on comprend que l'effet sur les endorphines n'est pas un mythe. C'est bien réel. Le regain d'énergie est difficile à décrire. C'est encore mieux que de le manger!

fraîches dans la maison, pourquoi pas? Il existe de plus en plus de systèmes de jardinage intérieur pour faire pousser ses propres pousses et la variété qu'il est possible de faire pousser chez soi est quand même surprenante!

Prenez la vie du bon côté!

Gâtez-vous d'un verre de vin à l'occasion! Le vin rouge contient, entre autres, du resvératrol, deux composés agissant sur l'inflammation[64]. Prenez le temps de vivre! Les petits plaisirs de la vie sont plaisants parce que nos papilles savent ce que la nature peut nous apporter. Si bien manger se limitait à une liste d'aliments permis et interdits, la race humaine aurait cessé d'exister depuis longtemps! Tout ce qui est bon au goût possède une certaine valeur, que ce soit sur le plan énergétique, nutritif ou même psychologique. Ne serait-ce que par le bien qu'un aliment procure. Manger n'est donc jamais en soi un acte inutile ou nuisible. Et les aliments que notre société juge sévèrement sont souvent les plus bénéfiques! Prenez le chocolat noir, par exemple. Une bonne source de polyphénol et de théobromine chaque jour, pourquoi pas?! C'est ce que l'on a fait de cet aliment qui l'a rendu nuisible, pas sa nature propre. Les gras ajoutés au chocolat en annulent effectivement tous les bénéfices. Une étude italienne a démontré auprès de 2 000 personnes que celles qui en mangeaient régulièrement (jusqu'à 20 g par jour) avaient des niveaux sanguins plus faibles de protéine C réactive, que celles qui n'en consommaient jamais[65]. « Dégustez » en laissant fondre lentement sur votre langue quelques pastilles de chocolat en les réchauffant une à une avec une gorgée de votre thé préféré, et la culpabilité pourra aller se rhabiller! L'humain a été conçu avec des papilles. C'est dans la nature de l'humain de « savourer ». Et vous remarquerez que quand vous n'avez pas faim, vous mangez peut-être par habitude, mais vous n'appréciez plus vraiment la saveur. Chaque repas est une occasion de plaisir renouvelé qu'il ne faut pas gaspiller, surtout quand on souffre. Et quand on maximise la qualité, on n'a pas besoin d'abuser en quantité.

CHAPITRE 6

REBÂTIR LE FORT

« La douleur est une grande institutrice, elle nous révèle bien des secrets que la joie ne connaît pas. »

– ALFRED AUGUSTE PILAVOINE

À travers ce livre, plusieurs conseils vous ont été prodigués concernant l'alimentation afin de prévenir l'inflammation et de la réduire. Mais, de tous ces conseils, ceux qui permettent de rétablir une flore intestinale saine seront ceux qui permettront, en quelque sorte, de réparer les pots cassés et de permettre à votre système immunitaire d'oublier les injures qui ont été portées contre lui. La théorie hygiéniste qui suggère que la récente augmentation des maladies inflammatoires est attribuable, du moins en partie, au manque d'exposition aux micro-organismes qui ont évolué avec nous en bâtissant notre système immunitaire tel qu'il est aujourd'hui n'est pas farfelue. Le rôle des micro-organismes sur notre immunité est un bon exemple de ce que l'on appelle une « dépendance évolutive ». Ces micro-organismes sont avec nous depuis aussi loin que l'humain existe. Il est donc logique qu'ils soient essentiels à notre santé, voire à la survie de notre espèce. Ils interagissent avec l'environnement comme nous le faisons et nous permettent de mieux nous y adapter. Ils représentent une partie indissociable de notre être et leur présence contribue à l'incroyable capacité de l'homme à s'adapter à tous les environnements et à y trouver sa nourriture. Ils digèrent à notre place des nutriments qui nous sont essentiels.

Pour que l'intestin, berceau de l'immunité, guérisse, il faut donc cesser d'avoir peur de ces microbes et peut-être, par le fait même, mettre de côté nos réflexes de propreté à outrance...

Manger plus de légumes pour nourrir son microbiote va de soi et ne crée aucun dégoût. Quand on évoque la possibilité d'ingérer des microbes, par des aliments fermentés, par exemple, on se bute à plus de résistance. Nos valeurs collectives sont ébranlées à l'idée de cette autocontamination volontaire. Mais, il en va de l'avenir des générations futures et de leur santé de mieux apprécier ces petites créatures qui, par leur capacité à se reproduire rapidement, donc de s'adapter beaucoup plus rapidement que nous, sont plus qu'utiles à porter en nous.

Quelle est la différence entre un prébiotique et un probiotique? Les prébiotiques sont des constituants non digestibles de notre alimentation qui résisteront à notre digestion et qui seront fermentés directement dans notre intestin. Il s'agit par exemple d'inuline ou d'oligofructose, que l'on retrouve dans les végétaux, comme la chicorée, les artichauts, les oignons. La plupart de ces aliments sont proscrits par le régime FODMAP, ce qui en fait un régime peu riche en prébiotiques. Ils sont une nourriture essentielle pour notre microbiote. Sans elle, les bactéries nocives provenant de l'environnement ont le champ libre. Les probiotiques, quant à eux, sont des bactéries vivantes préservées en capsule ou dans des aliments qui viendront coloniser notre intestin. Il en faut de grandes quantités pour que cette colonisation réussisse et la prise doit être continuellement répétée. Car, ces bactéries ne sont pas les mêmes que la flore avec laquelle nous avons grandi. Elles joueront un rôle bénéfique, mais aucune méthode ne peut nous redonner notre flore intestinale d'avant de façon permanente. Il y a bien des essais de greffes fécales à l'étude, mais je vous ferai grâce des détails et j'oserai peut-être inclure ce sujet dans l'un de mes livres dans cinq ans, mais pour le moment, le tout demeure très embryonnaire et expérimental et, pour ma part, je n'ai pas l'intention d'être cobaye. Je préfère ne pas avoir de bactéries dans mon intestin que des bactéries provenant des déjections de mon voisin, même s'il est en parfaite santé, car je suis convaincue qu'elles ne seront pas plus en lien avec la coévolution bactérienne que nous avons perdue... Les bonnes bactéries d'un individu sain ne sont pas nécessairement bénéfiques pour un autre, et nul ne sait ce qui peut arriver après le déménagement! Selon moi, c'est un peu comme si on téléportait des poissons d'eau douce dans une eau salée. Avant que ces études produisent suffisamment de données probantes pour que nous puissions les recommander, il se passera quelques années. Mais, cela démontre quand même que la problématique est sérieuse. Nous ne mangeons pas assez de bactéries et notre société individualiste à la Facebook n'est pas prête de nous en fournir plus. Car, pour diversifier les bactéries auxquelles nous sommes exposés, il faut vivre bien entourés.

La solution actuelle et moins téméraire qui s'offre à nous reste donc les prébiotiques et les probiotiques. Mais, si les prébiotiques nourrissent les bonnes bactéries, ils nourrissent aussi les probiotiques que nous ingérons! Vous aurez beau prendre des probiotiques, si vous ne leur fournissez pas la matière première pour se nourrir, vous ne ferez que gaspiller votre argent. C'est pourquoi rien ne vaut l'alimentation pour faire plaisir à son microbiote. Prendre des aliments fermentés, telle la choucroute, nous fournit en bonnes bactéries, mais également en prébiotiques, car le chou utilisé est clairement riche en fibres dont nos bactéries raffoleront. Ne tentez donc pas de vous en sauver en avalant des capsules, même le meilleur probiotique ne peut remplacer les nutriments de base qui nourrissent les bactéries de notre intestin.

La recherche pour trouver les bactéries que nous devrions ingérer pour soigner telle ou telle maladie abonde. Il y a là un filon commercial à exploiter! On dirait qu'à partir du moment où on peut mettre quelque chose en boîte, l'intérêt pour la recherche augmente... Mais, ne nous laissons pas berner, car la nature n'a pas besoin d'emballage! On nous vend en bouteille des souches de bactéries dont l'industrie est en voie de créer une extinction grâce aux antibiotiques... Vraiment, l'industrie gagne sur tous les plans, un peu comme c'est le cas de l'industrie de l'amaigrissement qui vend des produits aux résultats spectaculaires, mais non durables afin de bien s'assurer de la fidélité de ses adeptes.

Je ne dis pas que les probiotiques ne peuvent pas aider pour lancer le bal... Quand la membrane intestinale a l'allure d'un plancher de linoléum plutôt que d'un tapis fourni auquel elle devrait ressembler, il faut prendre les grands moyens. Ce n'est pas non plus parce que vous avez identifié une intolérance et que vous ne soumettez plus votre corps à l'agresseur que cela vous redonnera les soldats que vous avez perdus. Une étude a d'ailleurs démontré que des cultures actives et lyophilisées de *Lactobacillus Rhamnosus GG* produisaient une diminution de symptômes d'arthrite chez les rats dans des conditions expérimentales, probablement par l'inhibition de la COX-2. On y testait une souche de probiotique bien précise disponible sur le marché contenant huit souches de bactéries incluant des *lactobacillus* et *bifidobacterium.* L'administration de ce probiotique réduit considérablement les TNF alpha et les IFNα produits par la muqueuse intestinale, deux cytokines reconnues pour leur potentiel inflammatoire et impliquées dans la pathogenèse de la spondylarthrite. Mais, ce ne sont que des études sur des rats. Les études sur les humains souffrant de spondylarthrite ne sont pas probantes à cet effet[66]. Il est très difficile de démontrer un lien de cause à effet entre un probiotique et une maladie, car les interactions entre les bactéries d'une personne et les bactéries ingérées sont difficiles à prévoir. C'est pourquoi une sorte de probiotique peut être utile pour l'un et pas du tout pour l'autre, voire être mal tolérée. Si vous éprouvez des diarrhées ou des ballonnements importants avec une souche, cela ne signifie pas que ce sera le cas avec une autre. Il faut donc magasiner ses bactéries!

Rebâtir le fort, c'est donc, d'une part, accueillir de nouveaux habitants des villages voisins (les probiotiques) et, d'autre part, trouver les vivres (les prébiotiques) pour les séduire et leur donner le goût de rester! L'un ne va pas sans l'autre. Mais, une fois que le fort est rebâti, vous n'aurez qu'à l'entretenir, et la prise de prébiotiques pourra donc prendre plus de place que la prise de probiotiques. Les aliments fermentés pourront prendre la relève et faire foi de probiotiques à l'état naturel.

Il existe d'ailleurs toute une foule de recettes d'aliments fermentés très faciles à réaliser chez soi, car ce sont les bactéries qui font tout le travail. Il suffit d'être patient. Ces méthodes sont utilisées depuis bien plus longtemps que la réfrigération domestique d'ailleurs. Le yogourt peut très bien être réalisé chez soi, mais pas seulement le yogourt et le kéfir... La choucroute est bien plus ancienne que la boîte de conserve! Les Asiatiques mangent du tempeh et du miso depuis des siècles. Il y a des thés fermentés, le kombucha, et même le vin. Les légumes fermentés sont considérés comme des gâteries en Asie.

Une autre raison importante de consommer allègrement des aliments fermentés et des prébiotiques, c'est parce que sans eux, la tolérance digestive diminuera à long terme. Moins vous en mangerez, moins vous les tolérerez, et moins vous les tolérerez, plus vous serez sujet à subir des dommages à la paroi intestinale et à retomber dans le problème initial de la perméabilité intestinale. C'est un des dangers de la diète FODMAP. Vous ouvrirez à nouveau la porte à l'inflammation.

Des changements dans la composition de la diète sont réputés pour produire des changements de flore intestinale plutôt rapides. Autant le fait d'augmenter radicalement sa consommation de gras que de commencer à manger plus de fibres; c'est un effet qui s'observe dans les deux sens. Encore ici, les études sur les humains sont très peu nombreuses, de sorte qu'il est difficile d'affirmer que cela ait une incidence réelle sur l'activité de la maladie. C'est probablement plutôt sur le plan du déclenchement de l'inflammation que l'effet existe. Mais, la recherche évolue rapidement et les bactéries commensales sont de plus étudiées pour développer de nouvelles avenues de traitement.

À la lecture de ces mots, certains seront peut-être tentés d'ignorer leurs enfants lorsqu'ils goûtent au bac à sable, ou de se laisser séduire par le crudivorisme. Ironiquement, manger cru convient d'ailleurs parfaitement à notre mode de vie pressé, non? Plus besoin de faire cuire sa viande, quel temps sauvé! Mais tout comme nous avons besoin de bonnes bactéries pour notre immunité, l'inverse est aussi vrai. De mauvaises bactéries peuvent nous nuire, et s'implanter dans nos boyaux. Je dis boyaux, parce que l'intestin est un circuit ouvert soumis à un « microbiome » plus global qui s'étend de la bouche à l'anus. Il y a des bactéries dans notre intestin, certes, mais également dans nos yeux, nos oreilles, notre estomac et notre bouche. Ce n'est pas pour rien que les personnes souffrant d'inflammation sont souvent affligées d'ulcères buccaux ou de péridontites et qu'une hygiène dentaire exemplaire fait souvent partie de la solution[67]. Nous communiquons ces bactéries à nos enfants et à notre entourage, à chaque baiser ou chaque fois que nous touchons le robinet pour nous laver (ou la poignée de porte, quand nous ne le faisons pas!). Loin de moi l'intention de vous réprimander ou de vous juger si c'est votre cas, une maison n'est pas une cuisine de restaurant ou un laboratoire. L'hygiène a sa place, mais la paranoïa obsessive des microbes n'a pas sa place dans mon foyer. Et il est vrai que c'est en continuant de soumettre notre espèce à ces mini-greffes fécales fréquentes que représente la vie en société que nous éviterons l'extinction collective de nos bonnes bactéries.

Mais, comment garder l'équilibre pour éviter de rencontrer des visiteurs non désirés? Devrions-nous tous nous mettre à manger de la viande crue, ou ne pas du tout nous soucier de la *tourista* en voyage et nous régaler de tous les délices présentés sur le bord du trottoir sans égard à leur provenance, aux abords des détritus, comme c'est le cas dans plusieurs pays? Nous sommes adaptés à notre environnement, mais quand nous nous téléportons dans un autre, nous ne le sommes plus. Dans ce genre de situation, c'est la théorie de Darwin qui prévaut! Alors, espérons que vous faites partie des plus robustes! Si oui, vous en reviendrez porteur d'une plus grande diversité de bactéries et vous l'aurez probablement bien mérité, en y ayant sacrifié vos vacances. Si vous y laissez votre peau ou contractez une hépatite, Darwin aura *gagné son point*! Nous avons la chance de vivre dans un pays où les pathogènes sont sous contrôle, alors nous ne sommes plus adaptés aux salmonelloses et autres bactéries hostiles comme le sont les habitants de pays moins développés. Leur flore intestinale est en conséquence et la nôtre aussi. Commencer à manger cru revêt le même caractère suicidaire, selon moi. C'est exactement la même chose que de s'infliger une *tourista*. On ne sait pas quelle espèce vous adoptera, et quelles complications s'ensuivront.

La cuisson a permis à l'homme d'attendrir les aliments et de pouvoir augmenter son apport calorique et sa diversité. Nous n'avons plus les mâchoires que nous avions. Toutes les théories basées sur le retour aux sources doivent donc être considérées avec précaution. Nous n'avons pas besoin de changements si radicaux pour être en santé. Nous sommes devenus ce que nous sommes, et évoluer, c'est regarder en avant, pas en arrière. Dans le futur, il y a un monde possible en harmonie avec les microbes, et l'évolution de la consommation de produits nettoyants, polluants en plus, ne fait probablement pas partie de cette harmonie. Mais, la réconciliation avec des procédés de conservation plus favorables aux bactéries commensales, oui. Et le développement d'alternatives aux antibiotiques également.

Rebâtir sa vie

À travers mon parcours, j'ai réalisé à quel point toute ma condition avait à voir avec ma famille, tant dans le problème que dans la solution. Avant de m'effondrer, je tenais le coup, en état d'adrénaline. Je mettais toutes mes énergies dans ma famille. C'est le cas de tellement de femmes d'ailleurs. Tout ce qui avait un lien avec mes désirs était relégué au bas de la pile, quand les désirs des autres avaient tous été considérés, ce qui finissait par ne jamais arriver... Au début, je souffrais la nuit surtout. Le jour, seulement quand je m'arrêtais de bouger. Mon corps était en constante action et c'était compatible avec ce que l'on attendait de moi, et ce que j'attendais de moi-même. Ma colonne avait pris le pli de cette position que l'on a quand on ramasse derrière tout le monde, à se pencher constamment, la position cyphotique en installation. Il n'y avait plus moyen de la redresser, j'avais la posture du ménage en permanence. Mais je tenais le coup! Car, être mère au foyer peut sembler facile, mais il suffit de prendre un podomètre une fois pour se rendre compte que les dix mille pas sont atteints bien vite, bien avant midi! (J'ai fait cela une fois. Plus jamais. Habituellement, ces gadgets servent à nous décourager du peu de pas que nous faisons, mais ils peuvent aussi nous faire réaliser que nous en faisons trop!) J'étais épuisée. Dormir était un luxe sur lequel je ne comptais plus. Mais, quand la douleur est devenue insoutenable même dans le mouvement, il ne me restait plus rien pour me distraire. Ce fut le début de la fin. Et quand j'ai du jour au lendemain TOUT arrêté, que je ne pouvais plus rien faire de tout ce que je faisais, c'était comme si la terre arrêtait de tourner! Je n'avais jamais délégué. Ce fut un choc. Un choc qui m'a fait réfléchir sur l'exemple que je donnais à mes filles, certes, à vouloir tout mener de front. Un choc qui m'a fait réaliser à quel point ma famille était importante pour moi et à quel point je DEVAIS guérir. Pour guérir et redevenir la mère que j'étais jadis plutôt que la mère constamment en larmes à gérer son agonie, il fallait que je mette toutes mes énergies à prendre soin de moi. Et non seulement accepter que l'on prenne soin de moi, mais l'exiger. Car, je n'y arriverais pas seule. Je me suis sentie ingrate, coupable, une mère indigne. Mais j'ai changé de *canal*. C'était le *canal* MOI. Et j'y ai appris tout ce qu'il fallait pour guérir, une étape à la fois. Aujourd'hui, je suis fière de la mère que je suis redevenue, la mère survivante, plus que digne. Une femme qui apprécie que son mari soit demeuré à ses côtés dans les pires moments, que ses enfants se soient penchés pour ramasser tout ce qu'elle échappait (c'est un secret bien gardé, mais l'arthrite rend les mains glissantes, je vous l'assure!) et que les amis ne se soient pas sentis offusqués pendant les nombreuses années où leur hôtesse est allée se coucher avant la fin ou est restée debout durant le souper. Il faut une bonne dose de confiance en soi pour s'affirmer dans toutes ces nécessités que la maladie impose, et qui sont différentes à chaque personne qui souffre. Mais, il n'y a aucune autre solution. On ne guérit pas sans se mettre au premier plan. Il faut s'aimer assez pour cela. Et parfois utiliser des dessins pour se faire comprendre! L'échelle de douleur les avertira dès le matin quand il leur vaudra mieux rester tranquilles et demander à papa…

Avec l'alimentation, c'est la même chose. Choisir de manger la nourriture qui nous convient implique deux menus. Si les deux menus tombent sous la responsabilité du malade, le malade restera malade, ou aura tôt fait d'abandonner. Le soutien de la famille est donc une condition essentielle au rétablissement. Si vous souffrez, votre entourage doit vous aimer assez pour manger aussi bien que vous, ce qui ne leur fera pas de tort, ou sinon s'organiser sans vous! D'ailleurs, quand la maladie frappe un des deux parents, c'est souvent une bonne occasion pour tout le monde de réaliser que les tâches ménagères n'ont rien de particulièrement agréable et qu'elles devraient donc être mieux distribuées. C'est une occasion de revoir l'organisation familiale, et aussi de repenser son couple. C'est dans les épreuves que l'on grandit.

Guérir dans le plaisir

Il faut avoir souffert pour comprendre ceux qui souffrent, et comment l'impuissance est la pire ennemie de la guérison. Avoir un sentiment d'emprise sur sa condition est souvent la première étape, et changer son alimentation est un changement que la personne opère dans sa vie dans le but de s'en sortir. C'est souvent la première étape pour réintégrer une routine alimentaire généralement perdue lorsque la douleur prend le dessus. Quand on a mal, on ne cuisine même plus. On ne goûte plus. La déprime s'ensuit.

Ce livre visait à clarifier ce concept nébuleux d'inflammation en un tableau plus concret et palpable afin de vous encourager à vous mobiliser. Et parce que la santé n'est pas un jeu de roulette russe, à vous fournir suffisamment d'outils pour que vous ne laissiez plus personne vous transformer en cobaye de la toute dernière diète ou pilule miracle. Si vous n'avez pas la bonne information, vous n'aurez jamais de bonne solution. Vous errerez entre les régimes et y gaspillerez de l'énergie qui pourrait autrement être utilisée à bon escient, si ce n'est que simplement en vous reposant! Améliorer ses habitudes de vie ne doit pas représenter un fardeau, mais un parcours exploratoire pour découvrir ses besoins et comment les combler, en harmonie avec son intuition. Alors, à vos chaudrons, et laissez la saveur vous accompagner sur la route de la guérison!

Conclusion

Quand j'ai regoûté à ce qu'était une vie sans souffrance, ce fut pour moi le parfait bien-être et je l'appréciais bien plus qu'avant. Ma vie a changé, elle n'a plus le même sens. Les choses qui étaient importantes avant sont devenues futiles. Avoir perdu mon travail ne me rend plus triste, car je me suis créé le travail idéal pour concilier ma vie professionnelle et ma maladie. Et j'ai promis au ciel que si j'étais sauvée des affres de douleur, je ferais de mon existence un passage utile. Et je suis redevenue aussi efficace qu'avant, sinon plus, car je remplis ma mission, je vais là où je me sens utile. La prospérité n'a plus d'importance. Je sais ce que c'est de souffrir et je pense que j'aime mieux aller en terre en ayant créé du bien que des biens. Mais je ne suis plus prête à souffrir pour les autres, et c'est pour mon bien, mais aussi celui des autres. Car, quand je souffre, je ne suis bonne à rien!

Au moment où je termine ce quatrième livre, je me rends compte du chemin parcouru. Il y a cinq ans, je considérais ma vie comme finie. Je serais hors de la population active à jamais, et j'en avais fait le deuil. Comme quoi il ne faut jamais perdre espoir, car tout peut changer d'un jour à l'autre, comme ce fut mon cas. J'ai trouvé ce qui dérangeait mon corps. Ce fut long, mais je n'ai jamais abandonné. Et heureusement, car je n'aurais jamais su à quel point au fond, tout cela n'a rien de si compliqué, il suffit d'oser vous écouter, même quand tout autour de vous dit le contraire.

Je souhaite aux lecteurs et lectrices de ce livre qui souffrent de trouver leur voie. J'espère que, si c'est votre cas, ce livre vous aura donné la motivation d'engager un processus de recherche active de solutions qui concernent les messages que votre corps vous envoie, et d'agir en conséquence de ces messages, d'être cohérent avec votre intuition. Car, un jour, tout peut basculer!

Lexique des composés et cellules de l'immunité

IL(interleukine)-1 : sécrétée par les macrophages, elle induit la phase de réaction aiguë ainsi qu'une stimulation des lymphocytes T.

IL-2 : sécrétée par les lymphocytes T4, elle stimule la prolifération lymphocytaire et la différenciation de la réponse Th. Elle peut être utilisée en immunothérapie pour traiter le cancer et l'infection par le VIH pour stimuler la prolifération des CD4.

IL-3 : sécrétée par les lymphocytes T, elle stimule les cellules souches de la moelle osseuse.

IL-4 : impliquée dans la prolifération des lymphocytes B, le développement des lymphocytes T et des mastocytes, elle a un rôle important dans la réponse Th2 et les réactions allergiques.

IL-5 : elle a un rôle dans la stimulation des lymphocytes B, la production de leucocytes éosinophiles et la production (ainsi que la glycosylation) des IgA.

IL-6 : sécrétée par les macrophages, elle induit la phase de réaction aiguë, mais peut jouer des rôles anti-inflammatoires. Elle induit, en association avec le TGF-bêta, la différenciation des lymphocytes T naïfs en lymphocytes Th17.

IL-7 : elle est impliquée dans la survie, le développement et l'homéostasie des cellules B, T et NK.

IL-8 : chémotactisme des neutrophiles.

IL-9 : stimule les mastocytes.

IL-10 : inhibe la production des cytokines de la réponse Th1.

IL-11 : induit la phase de réaction aiguë.

IL-12 : stimule des cellules NK, induit des cellules de la réponse Th1.

IL-13 : stimule la croissance et la différenciation des lymphocytes B, inhibe les cellules Th1 et la production de cytokines pro-inflammatoires par les macrophages.

IL-14 : maintenant appelée taxilline ou High molecular weight B-Cell growth factor (HMW-BCGF) Contrôle la prolifération des cellules normales et également cancéreuses.

IL-15 : stimule la maturation des cellules NK.

IL-16 : maintenant appelée taxilline ou High molecular weight B-Cell growth factor (HMW-BCGF) Contrôle la prolifération des cellules normales et également cancéreuses.

IL-17 : est une cytokine pro-inflammatoire d'environ 150 acides aminés. La famille de l'IL-17 comprend six membres qui partagent une homologie de séquence, mais ont une expression tissulaire différentielle. L'IL-17 est produite par les cellules Th17 et sa surexpression est associée à des maladies auto-immunes telles que la sclérose en plaques, l'arthrite rhumatoïde et la maladie inflammatoire de l'intestin.

IL-18 : induit la production d'interféron gamma (IFNγ).

IL-19 : sécrétée par les monocytes, les kératinocytes, les macrophages, les fibroblastes, les lymphocytes B et les cellules épithéliales des voies aériennes supérieures. Leur expression est induite par le GM-CSF, l'IL-1β, l'IL-4, l'IL-13, l'IL-17, l'IL-22, le KGF et le LPS.

IL-20 : sécrétée par les monocytes, les granulocytes, les kératinocytes, les cellules dendritiques, les fibroblastes. Leur expression est induite par l'IL-1β, l'IL-17, l'IL-22, le LPS et le TNF.

IL-21 : produite principalement par les cellules TCD4+ et NK (*natural killer*), elle est impliquée dans plusieurs processus immunologiques, donc liée à des désordres auto-immuns, des allergies et autres maladies inflammatoires.

IL-22 : sécrétée par les lymphocytes Th17, les ILC3s, les lymphocytes TCD8+, les lymphocytes Tγδ, les cellules NK, les cellules myéloïdes, les fibroblastes. Leur expression est induite par l'AHR, l'IL-1β, l'IL-6, l'IL-23, Notch.

IL-23 : stimule l'angiogenèse, mais réduit l'infiltration des lymphocytes CD8. Sous-famille des IL-20 qui constituent un lien clé entre le système immunitaire et les tissus épithéliaux et qui exercent des fonctions essentielles dans le déclenchement de l'immunité innée épithéliale.

IL-24 : sécrétée par les monocytes, les cellules endothéliales, les mélanocytes, les lymphocytes TH2, les myofibroblastes subépithéliaux du côlon. Expression induite par l'IL-1β, l'IL-17, l'IL-22 et le LPS.

IL-25 : IL-25 maintenant considérée comme faisant partie de la famille des IL-17, induisant l'activation du NF-kB et stimulant la production d'IL-8.

IL-26 : sécrétée par les lymphocytes Th17, les cellules NK, les fibroblastes et les macrophages. Expression induite par l'IL-1β et l'IL-23.

IL-27 : sécrétée par divers leucocytes, elle a une action anti-inflammatoire ou pro-inflammatoire selon les conditions.

IL-33 : exprimée de façon constante dans le système nerveux central.

IL-34 : stimule la prolifération de plusieurs types de cellules, dont les macrophages, les ostéoclastes 2, les cellules de la microglie. Elle se lie également sur le récepteur au PTP-ζ situé dans le système nerveux central. Son expression dans le tissu articulaire est, dans la polyarthrite rhumatoïde, corrélée à la gravité de la maladie. Elle est exprimée également dans certaines tumeurs osseuses. Elle faciliterait la formation d'une tolérance (immunologie) lors d'une greffe d'organe.

TNF-α : facteur alpha de nécrose tumorale produit par les macrophages activés en réponse aux microbes, en particulier en réponse au lipopolysaccharide (LPS) de bactéries à Gram négatif. C'est un médiateur important de l'inflammation aiguë. Il permet le recrutement des neutrophiles et des macrophages vers les sites infectieux en stimulant la production des molécules d'adhésion et des chimiokines (des cytokines chimiotactiques) par les cellules endothéliales. Le TNF-α agit également sur l'hypothalamus pour déclencher la fièvre et favorise aussi la production des protéines de la phase aiguë.

Interférons de type I : les interférons de type I (IFNα et IFNβ) sont produits par de nombreux types cellulaires et agissent en inhibant la réplication virale dans les cellules infectées. Les interférons de type I activent également les cellules NK.

Chimiokines : cytokines chimiotactiques produites par de nombreux types de leucocytes ainsi que par d'autres types de cellules. Elles représentent une grande famille de molécules qui agissent pour « recruter » des leucocytes sur les sites infectieux et pour jouer un rôle dans la recirculation des lymphocytes en déterminant quelles cellules traverseront l'épithélium et où elles seront dirigées.

TGF-β : le facteur bêta de croissance et de transformation est produit par les cellules T et de nombreux autres types de cellules. C'est, avant tout, une cytokine qui inhibe la prolifération des cellules T et l'activation des macrophages. Elle agit également sur les neutrophiles et les cellules endothéliales pour bloquer les effets des cytokines pro-inflammatoires.

Treg : les cellules T régulatrices (Treg) constituent une population récemment décrite de cellules qui peuvent réguler les réponses immunitaires. Elles n'empêchent généralement pas l'activation initiale des lymphocytes T, mais inhibent plutôt le maintien de la réponse et empêchent les réponses chroniques et potentiellement dommageables.

Notes

1. Seignalet, Jean, *L'alimentation ou la troisième médecine*, Éditions François-Xavier de Guibert, 1999.

2. Fasano, Alessio sur https://www.glutenfreesociety.org/dr-fasano-on-leaky-gut-syndrome-and-gluten-sensitivity/.

3. Lagacé, Jacqueline, *Comment j'ai vaincu la douleur et l'inflammation chronique par l'alimentation*, Éditions Fides, 2011.

4. Lucas, M. *Conflicts of interest in nutritional sciences: The forgotten bias in meta-analysis*, World J Methodol, 2015 December 26; 5(4): 175-178.

5. Fasano, Alessio, *Leaky gut and autoimmune diseases*, *Clinical Reviews in Allergy & Immunology*, Humana Press, 2007;32(1) DOI 10.1007/s12016-011-8291-x.

6. http://publications.msss.gouv.qc.ca/msss/fichiers/piq/html/web/Fonctionnement_systeme_immu.htm.

7. Adapté de l'article *L'immunité innée : barrières naturelles et réaction inflammatoire* sur:http://acces.ens-lyon.fr/acces/ressources/immunite-et-vaccination/limmunite-adaptative-prolongement-de-limmunite-innee par Nathalie Davoust-Nataf, François Cavalié et Katia Mayol, dernière révision mai 2015.

8. Rashid T, Wilson C, Ebringer A. *The link between ankylosing spondylitis, Crohn's disease, Klebsiella, and starch consumption*, Clin Dev Immunol, 2013; 2013:872632. [PubMed: 23781254].

9. Veys EM, van Leare M. *Serum IgG, IgM, and IgA levels in ankylosing spondylitis.* Ann Rheum Dis, 1973; 32(6):493–6.

10. Granfors K, Jalkanen S, Lindberg AA, et coll., *Salmonella lipopolysaccharide in synovial cells from patients with reactive arthritis* Lancet., 1990; 335:685–8.

11. Merilahti-Palo R, Soderstrom KO, Lahesmaa-Rantala R, et coll. *Bacterial antigens in synovial biopsy specimens in Yersinia triggered reactive arthritis*, Ann Rheum Dis., 1991; 50(2):87–90.

12. Marianne Desautels-Marissal, *Mille milliards d'amies : comprendre et nourrir son microbiome*, Cardinal, 2016.

13. Yoshiyukia G, Yosukec K, Hiroshia,K, *The gut microbiota and inflammatory bowel disease*, Current Opinion in R Rheumatology, July 2015 - Volume 27 - Issue 4 - p 388–396.

14. Kobyliak, N et coll., *Pathophysiological role of host microbiota in the development of obesity*, Nutrition Journal, (2016) 15:43.

15. Kjersti Aagaard et coll., *The placenta harbours a unique microbiome!* Science translational Médicine, May 2014;6(237) : 237-265.

16. Hannage, William, *Microbiome Science Needs a Healthy Dose of Skepticism* sur http://www.nature.com/news/microbiology-microbiome-science-needs-a-healthy-dose-of-scepticism-1.15730.

17. Rook, GAW, 99th Dahlem Conference on Infection, *Inflammation and chronic inflammatory disorders: darwinian medicine and the 'hygiene' or 'old friends' hypothesis*, Clinical and Experimental Immunology, 160: 70–79.

18. Peng S Wramc feb 2009 Holden w et coll., *Patterns of intestinal inflammation in spa*, Rheumatic disease clinics of north America, 2003 ; 229;513-530.

19. Keftu Sr, *Extraintestinal manifestations of inflammatory bowel diseases*, J Clin gastroenterology, 2006 ; 40 ; 467-75.

20. Udhe, M. et coll, *Intestinal cell damage and systemic immune activation in individuals reporting sensitivity to wheat in the absence of coeliac disease*, Gut Online First, July 2015.

21. Sur www.crohnetcolite.ca: Burden_IBD_Canada_Report_FR.pdf.

22. Veys and Mielant et coll., *Rheumatic disorders in a HLA B27 positive population*, Acta Rhumatol Belg., 1979 Apr-Jun;3(2):176-90.

23. Vereckei, E et coll., *Back pain and sacroiliitis in long-standing adult celiac disease: a cross-sectional and follow-up study*, Rheumatol Int. 2010 Feb;30(4):455-60. Epub 2009 Jun 6.

24. Van Praet, L, *Microscopic gut inflammation in axial spondyloarthritis: a multiparametric predictive model*, Annals of the Rheumatic Diseases, Volume 72, Issue 3.

25. Mielants H, De Vos M, Goemaere S, et coll., *Intestinal mucosal permeability in inflammatory rheumatic diseases*. II. Role of disease, J Rheumatol., 1991; 18(3):394–400. [PubMed: 1906939].

26. Pasparakis, M, *Regulation of tissue homeostasis by NF-κB signaling: implications for inflammatory diseases*, Nature Reviews Immunology 9, Nov. 2009, 778-788.

27. Brown, M. Kenna T et Wordsworth, PB, *Genetics of ankylosing spondylitis—insights into pathogenesis*, Nature Reviews Rheumatology (2015) doi:10.1038/nrrheum.2015.133 Published online 06 October 2015.

28. Lucas, M et coll., *Inflammatory dietary pattern and risk of depression among women*, Brain Behav Immun., 2014 February ; 36: 46–53.

29. Zhou, M, et coll., *Influence of diet on leukocyte telomere length, markers of inflammation and oxidative stress in individuals with varied glucose tolerance: a Chinese population study.*

30. Spreadbury, I, *Comparison with ancestral diets suggests dense acellular carbohydrates promote an inflammatory microbiota, and may be the primary dietary cause of leptin resistance and obesity*, Diabetes Metab Syndr Obes., 2012; 5: 175–189.

31. Diabetes Metabol Syndr, Obes 2012 ; 5 : 175-189.

32. USDA : NASS ; CDC, *Hospital Discharge diagnosis of celiac disease and glyphosate applications to wheat.*

33. Rook, GAW, 99th Dahlem Conference on Infection, *Inflammation and chronic inflammatory disorders: darwinian medicine and the 'hygiene' or 'old friends' hypothesis*, Clinical and Experimental Immunology, 160: 70–79.

34. Sanchez-Villegas A, *Association of the Mediterranean Dietary Pattern With the Incidence of Depression.*
The Seguimiento Universidad de Navarra/University of Navarra Follow-up (SUN) Cohort, Arch Gen Psychiatry., 2009;66(10):1090-1098.

35. Lucas, M et coll., *Inflammatory dietary pattern and risk of depression among women*, Brain Behav Immun., 2014 February ; 36: 46–53.

36. Rosennkranz MA, *A comparison of mindfulness-based stress reduction and an active control in modulation of neurogenic inflammation*, Brain Behav Immun., 2013 Jan; 27C: 174–184.

37. Thaddeus, WW et coll., *Effect of compassion meditation on neuroendocrine, innate immune and behavioral responses to psychosocial stress*, Psychoneuroendocrinology ; Volume 34, Issue 1, January 2009, Pages 87–98.

38. Kobyliak, N et coll., *Pathophysiological role of host microbiota in the development of obesity*, Nutrition Journal, (2016) 15:43.

39. *Ibid.*

40. *Ibid.*

41. Claire I.Daïen and Jérémie Sellam , *Obesity and inflammatory arthritis: impact on occurrence, disease characteristics and therapeutic response*, RMD Open, 2015.

42. Chakrabarti SK, Cole BK, Wen Y, Keller SR, Nadler JL. *12/15-lipoxygenase products induce inflammation and impair insulin signaling in 3T3-L1 adipocytes*, Obesity, 2009;17(9):1657–1663.

43. McLaughlin T, Sherman A, Tsao P, et coll., *Enhanced proportion of small adipose cells in insulin-resistant vs insulin-sensitive obese individuals implicates impaired*

adipogenesis, Diabetologia, 2007;50(8):1707–1715.

44. Uhrin, Z. Kuris S et Ward M, *Exercise and changes in health status in patients with ankylosing spondylitis*, Arch Intern Med., 2000;160(19):2969-2975.

45. *The Evolution of diet*, National Geographic sur http://www.nationalgeographic.com/foodfeatures/evolution-of-diet/.

46. Whalen KA, *Paleolithic and mediterranean diet pattern scores are inversely associated with biomarkers of inflammation and oxidative balance in adults*. J Nutr. 2016 Jun ; 1946 (6) : 1217-26. doi : 10. 3945/jn.115.224048. Epub 2016 Apr 20.

47. Chrusohoou C. et coll., *Adherence to the mediterranean diet attenuates inflammation and coagulation process in healthy adults*, The ATTICA Study, JACC, 2004, 44 (7) ; 152-8.

48. Giugliano, D, Ceriello A. et Esposito K, *The effects of diet on inflammation emphasis on the metabolic syndrome*, JACC, 2006 ; 48 (4) ; 677-85.

49. Wikipedia.

50. Wang P. et coll., *Structural basis for certain naturally occurring bioflavonoids to function as reducing co-substrates of cyclooxygenase I and II*, PLoS ONE sur www.plosone.org, August 2010, Volume 5, Issue 8, e12316.

51. Espin J. C. et coll., *Biological significance of urolithins, the gut microbial ellagic acid-derived metabolites: the evidence so far*, Evidence-Based Complementary and Alternative Medicine, Volume 2013.

52. Elsayed A. Elsayed, et coll. ; *Mushrooms: A potential natural source of anti-inflammatory compounds for medical applications*, Mediators Inflamm., 2014.

53. Simpson HL et Campbell BJ, *Dietary fibre–microbiota interactions*, Pharmacol Ther., 2015 Jul;42(2):158-79. Epub 2015 May 24.

54. O Villareal, M.O, et coll., *Maslinic acid in olive fruit alleviates mild knee joint pain and improves quality of life by promoting weight loss in the elderly*, J. Clin. Biochem. Nutr., November 2016 ; 59(3) ; 220-225.

55. Monnell Chemical Senses Center in Philadelphia, sur http://www.lifescript.com/health/centers/osteoarthritis/articles/fight_arthritis_10_foods_that_help_and_hurt.aspx#sthash.JLJLuLKn.dpuf.

56. Parkinson L. et Keast.R, *Oleocanthal, a phenolic derived from virgin olive oil: a review of the beneficial effects on inflammatory disease*, Int J Mol Sci., 2014 Jul 11;15(7):12323-34.

57. *Les réactions de Maillard* sur http://www.lc-maillard.org/PDF/SOMMAIRErecup.pdf.

58. Yang E-J, Lee J, Lee S-Y, Kim E-K, Moon Y-M, Jung YO, et coll. (2014) *EGCG attenuates autoimmune arthritis by inhibition of STAT3 and HIF-1α with Th17/Treg control*. PLoS ONE 9(2): e86062.

59. Craig SM. *Vitamin D status and its associations with disease activity and severity in African Americans with recent-onset rheumatoid arthritis*, J Rheumatol., 2010 Feb;37(2):275-81, Epub 2009 Dec 23.

60. Patel S et coll., *Association between serum vitamin D metabolite levels and disease activity in patients with early inflammatory polyarthritis*, Arthritis & Rheumatism, July 2007 ; 56(7) : 2143-2149.

61. Choi, S.H. et coll., *Vitamin D in rheumatoid arthritis: panacea or placebo?* Ann Rheum Dis, 2015;74(Suppl2): 307.

62. James W, et coll., *Efficacy of turmeric extracts and curcumin for alleviating the symptoms of joint arthritis*: J Med Food, 2016 ; 19(8) : 717-729.

63. Csaki, C et coll., *Synergistic chondroprotective effects of curcumin and resveratrol in human articular chondrocytes: inhibition of IL-1β-induced NF-κB-mediated inflammation and apoptosis*, Arthritis Research & Therapy, 2009, 11:R165.

64. Liu et coll., *Chondroprotective effects and mechanisms of resveratrol in advanced glycation end products-stimulated chondrocytes Arthritis,* Research & Therapy, 2010, 12:R167.

65. Marinez-Pinilla, E. et coll., *The relevance of theobromine for the beneficial effects of cocoa consumption*, Frontiers in Pharmacology sur www.frontiersin.org February 2015, Volume 6, Article 30.

66. Asquith, M. et coll., *The role of the gut and microbes in the pathogenesis of spondyloarthritis*, Best Pract Res Clin Rheumatol., 2014 October ; 28(5): 687–702.

67. Smit et coll. *Periodontitis in established rheumatoid arthritis patients: a cross-sectional clinical, microbiological and serological study*, Arthritis Research & Therapy, 2012, 14:R222.

Remerciements

Merci à l'équipe des Éditions Le Dauphin Blanc, et spécialement à Alain Williamson qui laisse libre-cours à ma folie créative, tout en sachant me rassurer sur l'importance, comme auteure, de préserver mon authenticité. Il faut une bonne dose d'audace et de confiance pour se dévoiler sur le plan personnel et se prononcer sur des sujets controversés. Cela ne se fait pas sans soutien.

Merci à mes filles qui ont patienté à mes côtés durant ma recherche intense de solutions et surtout à mon mari, qui m'a tenu la main tout au long malgré ses propres contraintes de santé. Je dois également une fière chandelle à cette génération de Lalancette née avant moi, tant ma mère, ma grand-mère que mes tantes, qui ne se sont jamais laissées abattre devant les difficultés et qui m'ont sauvée, en quelque sorte, par leur exemple.

Merci à Manon Roberge, bénévole dévouée pour l'Association Canadienne de Spondylarthrite mais aussi mon amie. Elle est appréciée tant par moi que par des centaines de québécois et québécoises atteints de Spondylarthrite. Sans elle, ces personnes ne se seraient jamais connues ni encouragées mutuellement. Elle fut mon seul soutien moral à une certaine époque. Merci à ma rhumatologue, la perle qui se reconnaîtra et saura que sa compétence et son empathie ont fait toute la différence dans mon cas.

Je rends hommage également aux nombreux professionnels que je côtoie et qui, tout comme moi, osent ouvrir leur esprit et avancer en terrain glissant dans le seul but de chercher à soulager, car c'est la meilleure de toutes les excuses.

Mais plus que tout, merci à mon Être suprême qui a mis sur ma route toutes ces personnes chères.

MARQUIS

Québec, Canada

RECYCLÉ
Papier fait à partir de matériaux recyclés
FSC® C103567
FSC
www.fsc.org

Imprimé sur du Rolland Enviro,
contenant 100% de fibres postconsommation,
fabriqué à partir d'énergie biogaz et certifié FSC®,
ÉCOLOGO, Procédé sans chlore et Garant des forêts intactes.

PERMANENT 100% BIO GAZ® ÉNERGIE

Garant des forêts intactes^MC